Wafa SOUDANI
Mohammed BOUACHRINE
Fatima Zohra HADJADJ-AOUL

Impacto da crise sanitária da Covid-19 na população argelina

Wafa SOUDANI
Mohammed BOUACHRINE
Fatima Zohra HADJADJ-AOUL

Impacto da crise sanitária da Covid-19 na população argelina

Sequelas psicossociais e orgânicas e diabetes

ScienciaScripts

Imprint

Any brand names and product names mentioned in this book are subject to trademark, brand or patent protection and are trademarks or registered trademarks of their respective holders. The use of brand names, product names, common names, trade names, product descriptions etc. even without a particular marking in this work is in no way to be construed to mean that such names may be regarded as unrestricted in respect of trademark and brand protection legislation and could thus be used by anyone.

Cover image: www.ingimage.com

This book is a translation from the original published under ISBN 978-620-6-70149-1.

Publisher:
Sciencia Scripts
is a trademark of
Dodo Books Indian Ocean Ltd. and OmniScriptum S.R.L publishing group

120 High Road, East Finchley, London, N2 9ED, United Kingdom
Str. Armeneasca 28/1, office 1, Chisinau MD-2012, Republic of Moldova, Europe
Printed at: see last page
ISBN: 978-620-7-78087-7

Conteúdo

Wafa SOUDANI

Docente de Química Terapêutica Departamento de Farmácia
Faculdade de Medicina Annaba
Universidade Badji-Mokhtar Annaba, Argélia

Mohammed BOUACHRINE

Professor de Química Molecular, Faculdade de Ciências,
Universidade Moulay Ismail, Meknes, Marrocos.

Fatima Zohra HADJADJ-AOUL

Professor de Química Terapêutica Departamento de Farmácia
Faculdade de Medicina Argel Ben Youcef Ben Khedda Universidade
Argel, Argélia

A todos os meus entes queridos.

Sante et gaiete, donnent la beaute Saúde e alegria, dão beleza Salud y alegna, hermosura cria.

Provérbio espanhol

Wafa SOUDANI

PREÂMBULO

O Sars-CoV-2 é um novo vírus da família dos coronavírus; descoberto na China em dezembro de 2019, conduziu gradualmente a uma pandemia desde março de 2020. Geralmente causa uma síndrome infecciosa ligeira, mas pode também provocar sintomas clínicos graves e, por vezes, a morte. A Argélia, como muitos outros países do mundo, também é afetada por este flagelo, que introduziu uma vasta gama de problemas de saúde. O governo argelino pôs em prática uma série de medidas preventivas para travar a propagação do vírus.

A pandemia de Covid-19 teve um grande impacto nos sistemas de saúde, na economia, na educação e na vida quotidiana de muitos países. Foram adoptadas medidas como o confinamento, o encerramento de empresas e as restrições de viagem para limitar os danos causados por este problema de saúde. Desde o início da pandemia, a Argélia registou um número significativo de casos de Covid-19, para além de uma apresentação aguda complexa que pode afetar vários sistemas de órgãos; existem provas consideráveis que sugerem que as sequelas a longo prazo são comuns e de grande alcance; é neste contexto que o presente trabalho se insere.

A publicação deste livro visa atenuar o problema da falta de dados sobre o risco da pandemia de Covid-19 na Argélia, nos países do Magrebe e na Europa. Este livro foi concebido para cumprir os seguintes objectivos

Avaliação das sequelas orgânicas e psicossociais da infeção por coronavírus na população argelina.

Avaliar a relação entre a pandemia de Covid-19 e a diabetes.

Comparar a frequência do Covid longo entre homens e mulheres.

Este manuscrito trata de um estudo descritivo e integrado em seis capítulos animados por 80 figuras e 50 quadros ilustrativos nos domínios médico e farmacêutico.

Esperamos que a leitura desta obra dê resposta às questões dos investigadores no domínio da microbiologia e da infeciologia, e que satisfaça a curiosidade científica dos colegas da medicina e da farmácia.

Gostaríamos de agradecer a todas as pessoas que, de perto ou de longe, contribuíram para a revisão e peritagem deste livro, especialmente ao Reitor da Faculdade de Medicina de Annaba, Pr. AMOURA Kamel, e ao Presidente do Conselho Científico, Pr. MELLOUKI Youcef.

Os nossos sinceros agradecimentos aos Directores do Departamento de Farmácia, Professor MERRICHE Hacene, e a todos os professores da Faculdade de Medicina de Annaba. Em particular, gostaríamos de lhes agradecer o seu apoio incondicional durante a minha carreira hospitalar universitária na Faculdade de Medicina de Annaba, na Argélia.

me meme Os autores gostariam de agradecer a todos os que colaboraram na distribuição e publicação deste livro, em particular ao Chefe do Departamento da Biblioteca, M CHAIB Nora, M BOUDERBALA Sihem, e M REDJIMI Wahida. 5

Wafa SOUDANI

correio eletrónico. wafa24soud@gmail.com.

Ligação E-learning: https://elearning.univ-annaba.dz/user/profile.php?id=3245

ORCID-ID. http://orcid.org/0000-0003-2125-2701

ResearchGate: https://www.researchgate.net/profile/Wafa-Soudani

Introdução

A pandemia de coronavírus (Covid-19) propagou-se muito rapidamente, abrangendo 210 países e territórios em todo o mundo. O Sars-CoV-2 começou em Wuhan, na China, em dezembro de 2019. O agente causador da infeção foi rapidamente detetado como um coronavírus beta, inicialmente designado por novo coronavírus (2019-nCoV). Provavelmente teve origem em coronavírus derivados de morcegos que se propagaram através de um hospedeiro intermediário mamífero para os seres humanos. O genoma viral do Sars-CoV-2 foi rapidamente sequenciado para permitir a realização de testes de diagnóstico, a monitorização epidemiológica e o desenvolvimento de estratégias preventivas e terapêuticas.

A gravidade da doença pode variar de pessoa para pessoa, desde formas ligeiras a formas mais graves que podem exigir hospitalização e cuidados intensivos. As pessoas mais velhas e as que têm problemas de saúde subjacentes, como doenças cardiovasculares, pulmonares ou imunitárias, são mais susceptíveis de desenvolver complicações graves.

No entanto, o desaparecimento da pandemia não marcou o fim da crise sanitária causada pela Covid-19, mas deixou o mundo com sequelas ligeiras a graves, que mais tarde foram designadas por "Covid long" ou "síndrome pós-Covid-19".

As sequelas da Covid-19 são os efeitos ou sintomas que persistem ou duram várias semanas ou mesmo meses. Estes podem ocorrer após a infeção com o vírus Sars-CoV-2, que causa a doença. Estes sintomas podem variar consideravelmente de uma pessoa para outra e podem afetar diferentes sistemas do corpo.

Os objectivos da nossa investigação são :

Objetivo principal

• Avaliação das sequelas orgânicas e psicossociais da infeção por coronavírus na população argelina.

Objectivos secundários

• Avaliar a relação entre a Covid-19 e a diabetes.

• Comparar a frequência de covid longo entre homens e mulheres.

Capítulo I

História

História

A família dos coronavírus causa infecções respiratórias em mamíferos e aves. São vírus ARN divididos em quatro subfamílias: Alphacoronavirus, Betacoronavirus, Gammacoronavirus e Deltacoronavirus. Nos seres humanos, quatro são responsáveis por patologias benignas em doentes imunocompetentes (HCoV-229E, HCoV-OC43, HCoV-NL63 e HKU1). [1]

Dois são responsáveis por doenças graves e potencialmente mortais: o SARS-CoV-1 e o MERS-CoV, identificados em 2003 e 2012, respetivamente. [2] [3]

O Sars-CoV-1 foi responsável por 774 mortes em 2002-2003, depois de ter infetado 8096 pessoas, principalmente na província chinesa de Guangdong e em Hong Kong. A taxa de mortalidade foi estimada em 9,6%. Dez anos mais tarde, o MERS-CoV causou uma epidemia localizada no Médio Oriente. A taxa de doença foi estimada em 38%. Em 2015, ocorreu uma segunda epidemia na Coreia do Sul, que resultou em 36 mortes num total de 186 casos confirmados[4]. [4]

A origem destes dois vírus foi zoonótica: o Sars-CoV-1 pode ter-se propagado aos seres humanos a partir de civetas, guaxinins ou furões [5] e o MERS-CoV a partir de dromedários.

[6] Em ambos os casos, o hospedeiro natural era o morcego. [1]

No final de dezembro de 2019, o aparecimento de vários casos de pneumonia de origem desconhecida em Hubei, na China, levou à identificação, em janeiro de 2020, de um novo coronavírus [7], denominado Sars-CoV-2 pelo Grupo de Trabalho sobre Coronavírus do Comité Internacional de Taxonomia de Vírus [8]. Trata-se de um beta-coronavírus provavelmente transmitido aos seres humanos por pangolins no mercado de marisco de Huanan, em Wuhan [9].

A transmissão entre humanos levou a que o vírus se propagasse à Tailândia e depois a outros países, provocando atualmente uma pandemia, embora a via exacta de infeção do primeiro caso permaneça incerta. [10]

Capítulo II

Informações gerais sobre a Covid-19

II.1. Dados epidemiológicos

II.1.1. Origem e desenvolvimento

O número de casos de COVID-19 notificados à OMS tem vindo a aumentar constantemente desde a primeira notificação de COVID-19, em dezembro de 2019, pelo gabinete nacional da OMS na China. [11]

A. Na China:

A China é o país do continente asiático que registou o maior surto de Covid-19. Entre 3 de janeiro de 2020 e 6 de maio de 2023, foi notificado um total de 99 261 812 casos confirmados de Covid-19 na China.

foram notificados, dos quais 121.144 morreram. [12]

B. Em todo o mundo :

A pandemia de Covid-19 propagou-se no início de dezembro de 2019 a partir de Wuhan, tendo sido depois exportada para um número crescente de países. Em 2 de março de 2020, fora da China, 67 territórios tinham notificado 8565 casos confirmados de Covid-19, com 132 mortes [13], bem como uma propagação comunitária significativa em vários países do mundo. Na sequência da rápida propagação e aceleração do número de casos em todo o mundo, a OMS declarou a Covid-19 uma pandemia em 11 de março de 2020. [14]

A nível mundial, até 16 de maio de 2023, foram notificados à OMS 766 895 075 casos confirmados e mais de 69 358 889 mortes. [15]

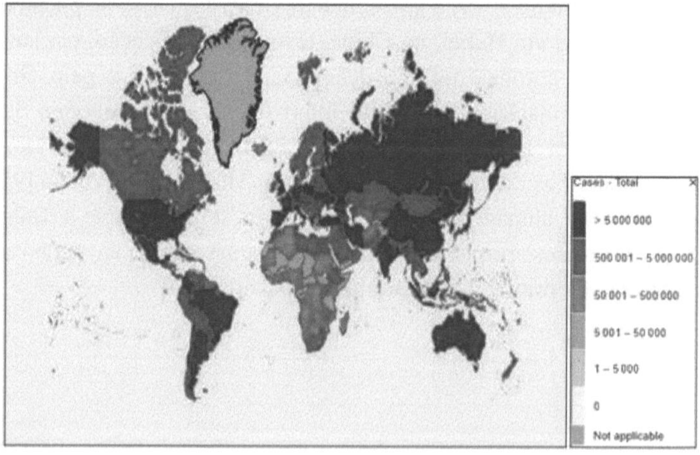

Figura 1: Mapa mundial que mostra os países com casos confirmados de Sars-CoV-2 em maio de 2023. [15]

C. Europa :

Em maio de 2023, os principais surtos endémicos estavam concentrados no Reino Unido (24 611066 casos/225 852 mortes), Itália (25 842 595 casos/190 242 mortes) e Espanha (13 868 22 casos/121 213 mortes). O resto da Europa também é afetado pela epidemia de coronavírus: Rússia (22 917 873 casos/398 919 mortos) e Alemanha (38 423 300 casos/174 032 mortos). [15]

D. Em França :

Em maio de 2023, tinham-se registado 39 010 097 casos confirmados e 163 437 mortes ligadas ao coronavírus desde o início da epidemia. [15]

E. O Grande Magrebe :

O Grande Magrebe registou os seus primeiros casos confirmados entre 25 de fevereiro de 2020 na Argélia e 13 de março na Mauritânia, seguindo-se a Tunísia e Marrocos.

• Na Argélia

O número de casos confirmados tem aumentado de forma constante desde que o primeiro caso foi notificado em 25 de fevereiro de 2020 na wilaya de Ouargla. Atualmente, o número total de casos confirmados de Covid-19 na Argélia é de 271 820, e o número total de mortes é de

por Covid-19 é de 6,881 [15].

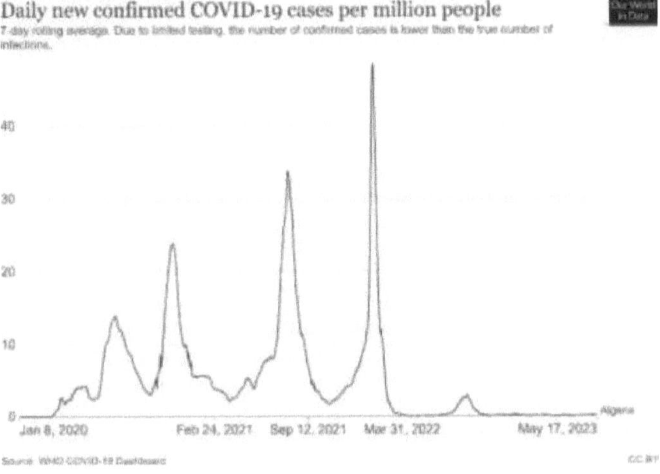

Figura 2: Novos casos diários confirmados de Covid-19 por milhão de habitantes na Argélia. [16]

• Tunísia

Foram registados 1.153.161 casos de contaminação e 29.412 mortes relacionadas com o coronavírus.

registados no país desde o início da pandemia. [15]

*   Marrocos

O número total de casos confirmados de Covid-19 é de 1 274 180, com 16 297 mortes registadas no país desde o início da pandemia. [15]

*   Líbia:

Na Líbia, registaram-se 507 255 casos confirmados de coronavírus e 6 437 mortes desde o início da pandemia. [15]

II.2. Sars-cov-2

II.2.1. Taxonomia

A Sars é uma doença infecciosa causada pelo Sars-CoV, um membro da família dos coronavírus (quadro 1).

Quadro 1: Classificação e taxonomia, genoma e tamanho dos coronavírus humanos
(HCoV) [17]

Coronavírus humano (HCoV)

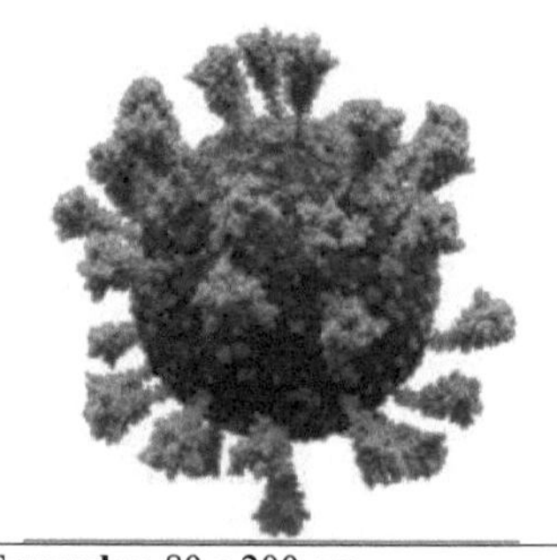

Ordem: Nidovirales	
Família: Coronaviridae	
Subfamília: Coronavirinae	
Géneros : Alphacoronavírus: HCov-229E e HCoV-NL63 Betacoronavírus : Clado A: HCoV-OC43 e HCoV-HKU1 Clado B: SARS-CoV Clado C: MERS-CoV	
Genoma: ARN de cadeia simples, positivamente polarizado; 26 a 32 kb.	**Tamanho:** 80 a 200 nm

II.2.2. Morfologia

Os coronavírus são partículas envelopadas, aproximadamente esféricas, com um diâmetro que varia entre 80 e 200 nm, associadas a um ARN positivo, não segmentado, de cadeia simples, com uma nucleoproteína, um capsídeo, uma matriz e uma proteína S (spike) que formam uma grande coroa na sua superfície, daí o prefixo latino *corona*. [18]

As proteínas virais importantes são a proteína do nucleocapsídeo (N), a glicoproteína de membrana (M) e a glicoproteína da espícula (S). O Sars-CoV-2 difere de outros coronavírus por codificar uma glicoproteína adicional que possui propriedades de acetilesterase e hemaglutinação (HE). [19]

A.

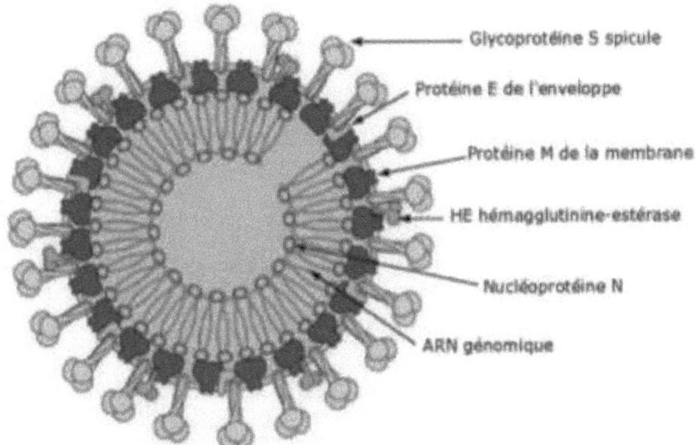

B.

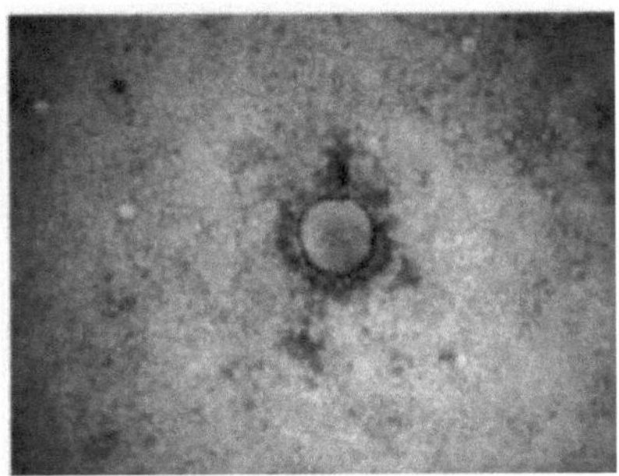

Figura 3: Aspeto das partículas infecciosas do coronavírus.

A. Representação esquemática da estrutura do coronavírus. [20]
B. Micrografias de microscopia eletrónica de transmissão das partículas virais do SARS-CoV-2. [17]

II.2.3. Genoma da Covid-19

Com um tamanho de genoma entre 27 e 32 kpb, é um dos maiores vírus de ARN conhecidos. O genoma do Sars-CoV-2 compreende cerca de 30 000 nucleótidos organizados em genes específicos que codificam proteínas estruturais e proteínas não estruturais (Nsps). As proteínas estruturais incluem as proteínas da espícula (S), do envelope (E), da membrana (M) e do nucleocapsídeo (N). A estrutura genómica dos coronavírus contém pelo menos seis quadros de leitura aberta (ORF) [21]. As primeiras ORFs (ORF1a/b) estão localizadas na extremidade 5', aproximadamente dois terços do comprimento total do genoma, e codificam uma poliproteína 1 a e b (pp1a, pp1b). Outras ORFs localizadas na extremidade 3' codificam pelo menos quatro proteínas estruturais:

• A glicoproteína de superfície (S), responsável pelo reconhecimento dos receptores das células hospedeiras.

- Proteínas de membrana (M), responsáveis pela formação dos viriões.
- Proteínas do envelope (E), responsáveis pela montagem e libertação dos viriões.
- As proteínas do nucleocapsídeo (N) estão envolvidas no empacotamento do genoma do ARN e dos viriões e desempenham um papel na patogénese como inibidores do interferão (IFN).

Para além das quatro proteínas estruturais principais, existem proteínas estruturais e acessórias específicas de cada espécie, como as proteínas HE, 3a/b e 4a/b. [22]

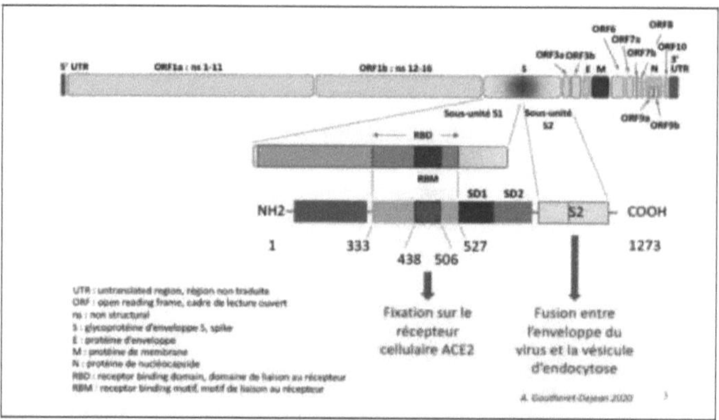

Figura 4: Estrutura esquemática do ARN gënómico do Sars-CoV-2 e da proteína Spike. [23]

II.2.4. Reservatório de vírus

A origem do Sars-CoV-2 ainda não foi totalmente determinada. No entanto, os resultados da análise genómica do novo vírus mostram uma semelhança de 96,2% com a de um coronavírus ligado ao Sars dos morcegos (Sars-CoV; RaTG13) recolhido na região de Yunnan, na China. Esta proximidade genética do Sars-CoV-2 e do RaTG13 indica que o Sars-CoV-2 derivado de morcegos. [24]

Provas concorrentes propuseram também os pangolins como uma potencial espécie intermédia para a emergência do Sars-CoV-2. Isto sugere que os pangolins são uma espécie reservatório potencial. [25]

Capítulo III

Infeção por Sars-CoV-2

III.1. Modo de transmissão

O vírus é transmitido principalmente por gotículas respiratórias. Estas estão carregadas de partículas virais que podem infetar um indivíduo suscetível quer por contacto direto com uma membrana mucosa (transmissão direta), quer por contacto com uma superfície infetada através das membranas mucosas nasais, bucais ou conjuntivais (transmissão indireta). [26]

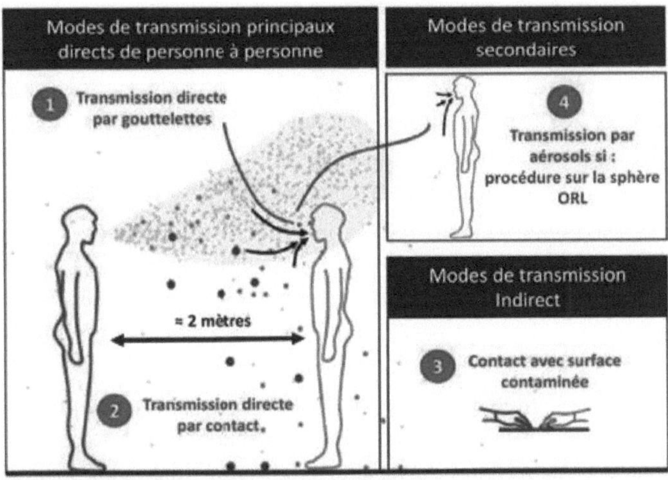

Figura 5: Representação esquemática dos diferentes modos de transmissão do Sars-CoV-2. [27]

A via fecal-oral foi mencionada muito cedo como uma possível via de transmissão da Covid-19, e o ARN viral do Sars-CoV-2 foi também detectado nas fezes de doentes com Covid-19. [28]

A superfície ocular é também uma possível via de transmissão do Sars-COV-2. Além disso, foi detectada a expressão de ACE2 e TMPRSS na conjuntiva, no limbo e na córnea, o que faz do olho um potencial ponto de entrada para o Sars-COV-2. [29]

III.2 Ciclo do Sars-CoV-2

Um dos principais factores determinantes do início e da progressão da infeção pelo Sars-CoV-2 é a entrada do vírus nas células hospedeiras. Na via endossómica, a endocitose dependente da clatrina e a clivagem enzimática da proteína S representam duas etapas críticas no processo de entrada do vírus e de infeção da célula hospedeira.

O ciclo de vida do Sars-CoV-2 demora entre 8 e 10 horas a completar-se:

- Fixação à membrana plasmática da célula hospedeira,
- Penetração intracelular do vírus,
- Expressão da enzima replicase,
- Replicação e transcrição do ARN viral e montagem e libertação de viriões.

Após a ativação da proteína S por clivagem pela protease transmembranar celular serina 2 (TMPRSS2) nas subunidades S1 e S2, a S1 liga-se ao recetor ACE2 através do domínio de ligação ao recetor (RBD) e, mais especificamente, do motivo de ligação ao recetor (RBM). A S2 permite a fusão entre a membrana plasmática e o envelope viral. [23]

As partículas virais entram na célula por endocitose. Após a fusão do envelope viral com a membrana da vesícula de endocitose, o nucleocapsídeo é libertado para o citoplasma e o ARN viral é libertado por descapsidação. As proteínas ORF1 e ORF1ab são traduzidas em poliproteínas 1a e 1ab, que são clivadas por proteases ORF1a para formar o complexo RNA replicase-transcriptase, composto por 16 proteínas não estruturais.

Este complexo permite a síntese de ARN de polaridade negativa, que serve de modelo para a síntese de novos ARN genómicos de polaridade positiva e de ARN mensageiros subgenómicos. Durante a transcrição, são produzidos 7 a 9 RNAs subgenómicos, incluindo os de proteínas estruturais.

O nucleocapsídeo é montado a partir do novo genoma e da proteína N do capsídeo. Os novos viriões saem do lúmen do aparelho de Golgi e são depois dirigidos para a superfície da célula, onde são libertados para o meio extracelular por exocitose, fusão da vesícula de endocitose com a membrana plasmática. [23]

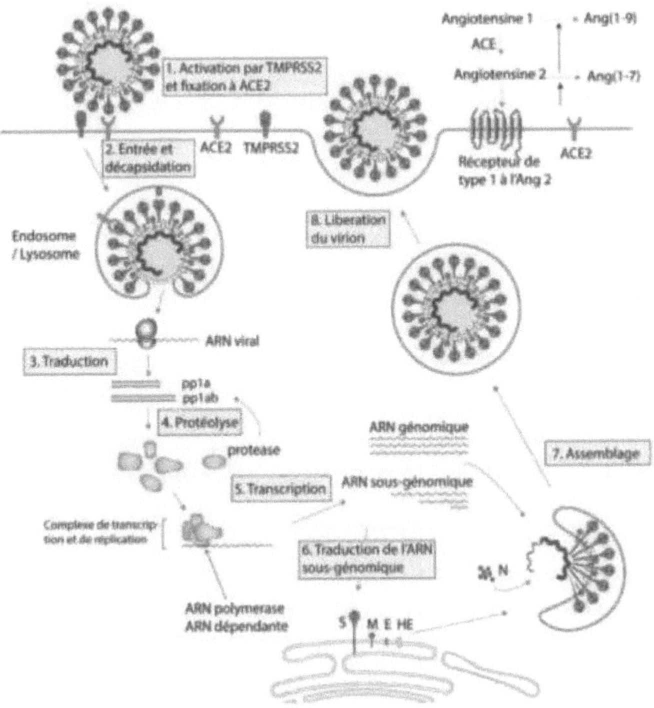

Figura 6: Ciclo de replicação do Sars-CoV-2. [26]

III.3. Fases da Covid-19

A Covid-19 parece passar por três fases sucessivamente mais graves (Figura 7) [30]. A primeira fase (Γ infeção precoce) dura desde o momento da contração do vírus até alguns dias após o início dos sintomas. Dura 7 a 10 dias e é dominada pela reprodução significativa do vírus nas vias aéreas superiores e inferiores, com sintomas predominantemente virais (febre e tosse) [31]. A segunda fase (envolvimento pulmonar) é caracterizada pelo início da inflamação e pelo desenvolvimento de pneumonia viral sem hipóxia (IIA), depois com hipóxia (IIB) e com dispneia. A terceira e última fase é conhecida como hiperinflamação. É marcada por uma síndrome de resposta inflamatória sistémica com um risco aumentado de desenvolvimento da síndrome do desconforto respiratório agudo (SDRA) e a ocorrência de eventos tromboembólicos devido à hipercoagulabilidade do sangue [30].

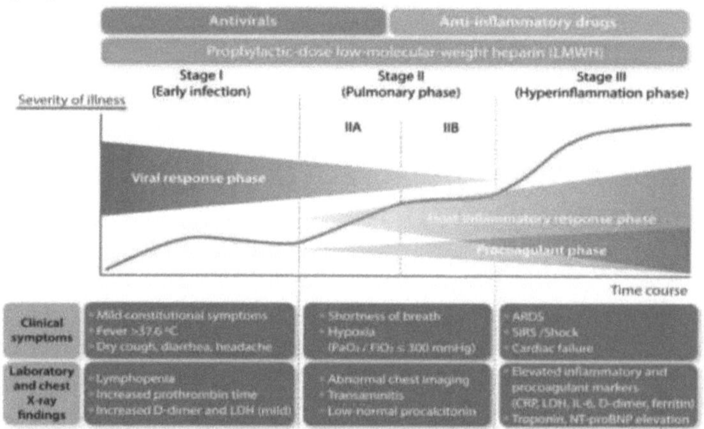

Figura 7: Fases da Covid-19 [30].

III.4. Fisiopatologia da Covid 19

Quando inalado, o coronavírus multiplica-se no epitélio das vias respiratórias superiores, ligando-se, através das suas espículas semelhantes à proteína Spike, ao recetor celular ACE-2, uma enzima transmembranar exposta na superfície das células epiteliais respiratórias, das células endoteliais e dos pneumócitos de tipo II nos alvéolos pulmonares. A partir do trato respiratório, o vírus dispersa-se e infecta vários outros órgãos, tendo como alvo as células que expressam este mesmo recetor. Consequentemente, a carga viral será aumentada à custa da sobrevivência celular. [32,33]

Durante a primeira fase da doença (5 a 7 dias após a infeção), o vírus é confrontado pela imunidade inata, que tenta isolá-lo e limitar a sua propagação antes da chegada da resposta imunitária adaptativa.

Em primeiro lugar, ao replicar-se no interior das células hospedeiras, o vírus é reconhecido pelos receptores intracelulares do tipo Toll (TLRs) 3, 7, 8, RIG-1 e MDA5. Este reconhecimento induz a produção de IFN-1 pelas células do tecido alveolar infectadas e pelas células dendríticas plasmocitóides imunes. O IFN-1 é uma citocina pró-inflamatória inata que desempenha um papel importante na eliminação do vírus através da sua capacidade de reprogramar as células para um estado antiviral. [34, 35]

Ao mesmo tempo, são produzidas quimiocinas utilizadas para recrutar determinados leucócitos e citocinas pró-inflamatórias, actuando como uma segunda camada da resposta antiviral. [36]

Por volta do sétimo dia após o início da infeção, a orquestra da resposta imunitária é representada principalmente pelas células da imunidade adaptativa. A resposta imunitária do tipo TH1, mediada por linfócitos TCD8 citotóxicos específicos para as proteínas virais, em particular as proteínas spike, é a arma crucial do organismo na defesa contra o Sars-CoV-2. O seu papel principal é destruir todas as células infectadas por apoptose. Os linfócitos B activos participam produzindo anticorpos neutralizantes dirigidos contra a proteína spike.

Quanto aos linfócitos TCD4, o seu papel na modulação da resposta imunitária é assegurado pela secreção de citocinas. [23,35]

Na maioria dos casos (85%), esta resposta imunitária elimina o vírus em sete a dez dias, resultando numa recuperação com uma resposta inflamatória moderada: a infeção é, portanto, benigna.

No entanto, a resposta imunitária pode ser inadequada em alguns doentes, que desenvolvem formas graves com dificuldade respiratória e, por vezes, morte. emePor volta dos dias 6-7, surge uma resposta inflamatória intensa, apesar de o vírus viável ter normalmente desaparecido, com uma produção maciça de citocinas ("tempestade de citocinas") por células imunitárias que se infiltram nos tecidos, conduzindo a um redemoinho pulmonar e a perturbações trombo-embólicas, culminando numa insuficiência multivisceral frequentemente fatal.

111.5.   Sintomas da Covid 19

A Covid-19 provoca inicialmente os sintomas clássicos de uma infeção respiratória: febre e tosse. A infeção pode também causar lesões virais nos pulmões, resultando em sintomas respiratórios (dispneia).

Outros sinais podem acompanhar ou substituir estes, mas de forma menos sistemática: dores musculares (mialgia), cefaleias (cefaleia), dores de garganta, congestão nasal, náuseas, vómitos, diarreia, etc. O aparecimento súbito de uma perda de paladar (agueusia) ou de olfato (anosmia) na ausência de rinite é também um dos sinais mais discriminatórios para suspeitar de Covid-19. Dermatologicamente, algumas pessoas desenvolvem eritema (vermelhidão) ou uma erupção cutânea e, mais raramente, queimaduras pelo frio, particularmente nos dedos dos pés[37].

111.6.   Métodos de deteção do Sars-CoV-2

A. Reação em cadeia da polimerase (PCR)

O método de diagnóstico de eleição para o Sars-CoV-2 é a deteção genómica utilizando um método de biologia molecular (Reação em Cadeia da Polimerase com Transcrição Reversa ou RT-PCR) em amostras respiratórias, de preferência uma zaragatoa nasofaríngea. A RT-PCR é altamente específica, com uma sensibilidade entre 95% e 97% [38]. No entanto, podem ocorrer resultados falsos negativos, especialmente se o teste for realizado no início ou no fim da infeção viral. [39]

B. Testes serológicos

Consiste na deteção de anticorpos IgM e IgG dirigidos especificamente contra o Sars-CoV-2, quer através de imunoensaios cromatográficos rápidos, quer através de métodos convencionais de imunoensaio enzimático. [38]

Estes testes são efectuados em amostras de sangue e são utilizados para identificar os doentes que desenvolveram imunidade ao vírus.

A seroconversão é rápida, sendo a IgM normalmente detetável a partir do início dos sintomas e a IgG 10 a 14 dias mais tarde. [38]

C. Testes rápidos de antigénios

O princípio baseia-se geralmente na imunocromatografia, com leitura manual ou automatizada. A sua principal vantagem é a rapidez na obtenção dos resultados. 15 a 30 minutos. No entanto, a sua sensibilidade é inferior à da PCR, razão pela qual está a ser considerada para o rastreio de indivíduos contagiosos com uma carga viral elevada. [39]

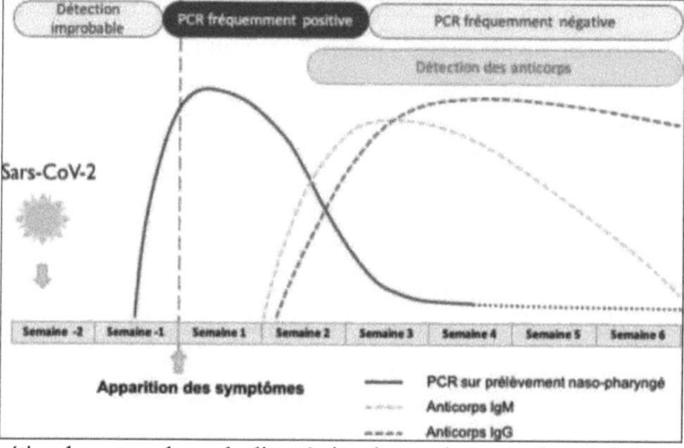

Figura 8: Cinética dos marcadores de diagnóstico de acordo com a fase da infeção.

Capítulo IV

Tratamento e estratégia terapêutica contra o Sars-CoV-2

^.1. Tratamento médico

Todas as fases do ciclo de vida do vírus são alvos potenciais para o tratamento da Covid-19 (figura 9). [40]

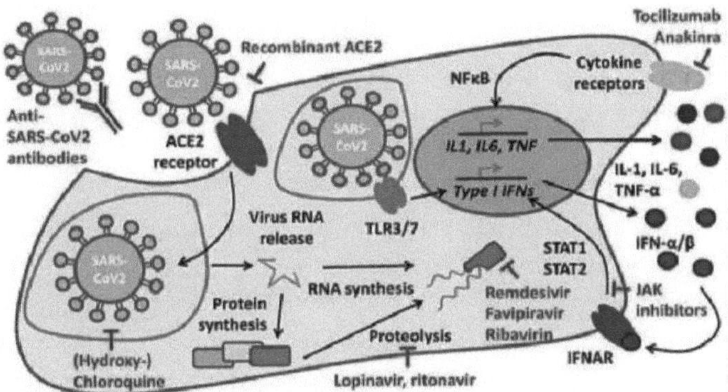

Figura 9: Alvos para medicamentos utilizados no tratamento da Covid-19. [41]

IV.1.1. Medicamentos antimaláricos

A. Hidroxicloroquina

- Estrutura química

A hidroxicloroquina é uma mistura racémica constituída por um enantiómero R e S. A hidroxicloroquina é uma aminoquinolina como a cloroquina. Foi desenvolvida durante a Segunda Guerra Mundial como um derivado da quinacrina com efeitos secundários menos graves. [42]

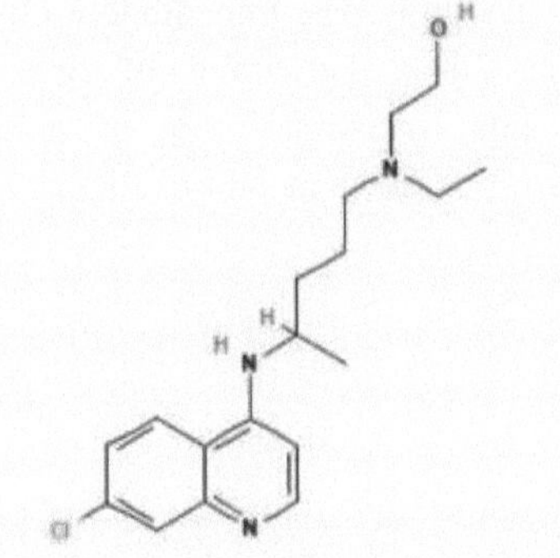

Figura 10: Estrutura 2D da molécula. [43]

- Denominação IUPAC: 2-[4-[(7-cloroquinolin-4-il)amino]pentil-etilamino] etanol [43]
- ₂₆₃Fórmula molecular: Ci8H ClN O [42]
- Relação entre a estrutura química e a atividade terapêutica

O azoto amina ligado à fração da cloroquina é responsável pela natureza fundamental do fármaco. O grupo alquilo secundário ligado ao carbono próximo do grupo amina perto da porção de cloroquina não desempenha um papel importante. A amina terciária na posição terminal é muito importante para a atividade do fármaco. O tamanho do espaço entre o azoto terminal e o grupo 4-amino é sensível à resistência do parasita. Os compostos com cadeias mais curtas ou mais longas mantêm a atividade contra espécies resistentes de parasitas.

- Indicações terapêuticas

A hidroxicloroquina é indicada para a profilaxia da malária nos casos em que não há registo de resistência à cloroquina, para o tratamento da malária não complicada (causada por

P. *falciparum*, P. *malariae*, P. *ovale ou P. vivax*), lúpus eritematoso discoide crónico, lúpus eritematoso disseminado, artrite reumatoide ждиё e artrite reumatoide crónica. [42] -Recomendações da OMS

A OMS não recomenda a utilização da hidroxicloroquina como tratamento para a Covid-19, uma vez que não reduziu a mortalidade nem a necessidade ou a duração da ventilação artificial. No entanto, pode aumentar o risco de arritmia cardíaca, perturbações sanguíneas e linfáticas, lesões renais e perturbações e insuficiência hepática. [44] - Modo de ação

A HCQ demonstrou o seu potencial para destruir o Sars-CoV-2 em fagões: - Inibição por interferência na via endocítica: [45]

A HCQ acumula-se nos endossomas e lisossomas e leva à neutralização do pH, o que dificulta os efeitos das proteases, impedindo a clivagem da proteína S e, em última análise, o processo de acesso viral a um organismo hospedeiro.

A HCQ inibe a fusão dos lisossomas com os autofagossomas devido à desregulação da sintaxina 17, como se mostra na Figura 11.

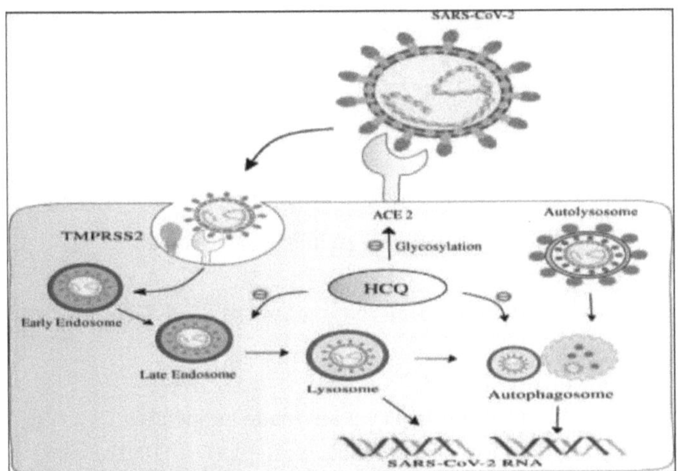

Figura 11: Mecanismo de ação da hidroxicloroquina. [45]

-Inibição por bloqueio dos receptores do ácido siálico :

Recentemente, foi identificado que o N-terminal da proteína S do Sars-CoV-2 é semelhante à região onde ocorre a ligação aos receptores de ácido siálico no MERS-CoV. Por conseguinte, o Sars-CoV-2 pode mediar a sua entrada através destes receptores de ácido siálico no trato respiratório superior e do recetor ACE2 previamente conhecido. Tanto a CQ como a HCQ foram eficazes na inibição do ácido siálico, mas a HCQ foi mais potente. -Inibição por prevenção da competição de citocinas:

Nas células apresentadoras de antigénios (APC), a HCQ inibe o processamento e a apresentação de antigénios aos linfócitos T. Por este motivo, os níveis de linfócitos T activos diminuem, o que leva a uma redução da produção de citocinas geradas pelos linfócitos T e B.

A alteração do pH causada pela hidroxicloroquina também afecta a função do recetor do tipo Toll (TLR).

8. Cloroquina

- Estrutura química

A cloroquina é derivada da aminoquinolina, cuja quinolina é substituída na posição 4 por um grupo [5-(dietilamino)pentan-2-il]amino e na posição 7 por um cloro. [46]

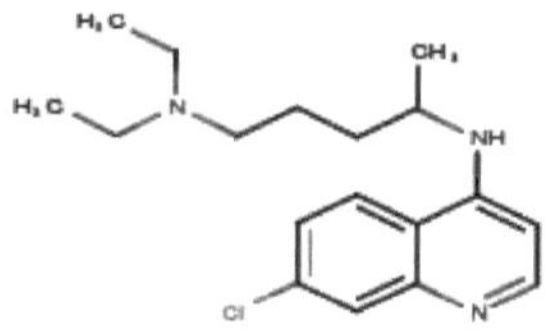

Figura 12: Estrutura 2D da cloroquina. [47]

- Denominação IUPAC: 4-N-(7-cloroquinolin-4-il)-1-N,1-N-dietilpentano-1,4-diamina [48]
- Fórmula molecular: C18H26C1N3 [48]
- Relação entre a estrutura química e a atividade terapêutica

A presença de dois átomos de azoto básicos, pka1 = 10,2 e pka2 = 8,1, é essencial para a expressão da sua atividade biológica. O átomo de cloro ligado ao núcleo da quinolina na posição 7 é um elemento-chave na atividade biológica. A substituição por um átomo de hidrogénio leva a uma diminuição de mais de 90% das suas propriedades antimaláricas. [49]

- Indicação

É utilizada principalmente no tratamento curativo de ataques de malária, exceto em casos de resistência à cloroquina [52]. A cloroquina é também utilizada off-label para o tratamento de doenças reumáticas, bem como para o tratamento e a profilaxia do vírus Zika. [47]

- Modo de ação

- Inibição da endocitose e alcalinização dos lisossomas :

O efeito da cloroquina contra o Sars-Cov-2 é: uma diminuição geral da capacidade das células para realizar a endocitose mediada pela clatrina e a prevenção da fusão endossoma-lisossoma, impedindo assim a reciclagem dos receptores de membrana, que é considerada necessária para a entrada celular do Sars-Cov-2. A cloroquina é uma base fraca que aumenta o pH lisossómico, inibindo assim a glicosilação[50].

-Inibição da transcrição viral por ligação aos nucleótidos uracilo e adenina. [50]

Associação de zinco e cloroquina

O papel do zinco na inibição da Rdrp: A cloroquina aumenta a absorção de zinco pelas células e estimula a sua acumulação intracelular.

$^{2+}$Os iões Zn inibem a transcrição de mRNAs virais; a atividade da subunidade nsp12 Rdrp do Sars-CoV; a atividade da subunidade nsp14, responsável pela correção de erros de transcrição durante o alongamento, formando ligações com ela e alterando a sua conformação, perdendo assim a sua função correctiva. [50]

^.1.2. Antibioterapia

Em doentes com infeção confirmada por Sars-CoV-2, não há indicação para prescrever ou continuar a terapêutica antibiótica na ausência de uma infeção bacteriana documentada. [51]

A. Caso especial da Azitromicina :

A azitromicina é um macrólido, uma subclasse dos azalídeos.

É um derivado da eritromicina A com um átomo de azoto no anel lactona. [52]

- Fórmula bruta: $C_{38}H_{72}N_2O_{12}$ [53]
- Nomenclatura IUPAC: 9-deoxi-9a-aza-9a-metil-9a homoeritromicina A. [53]
- Estrutura química

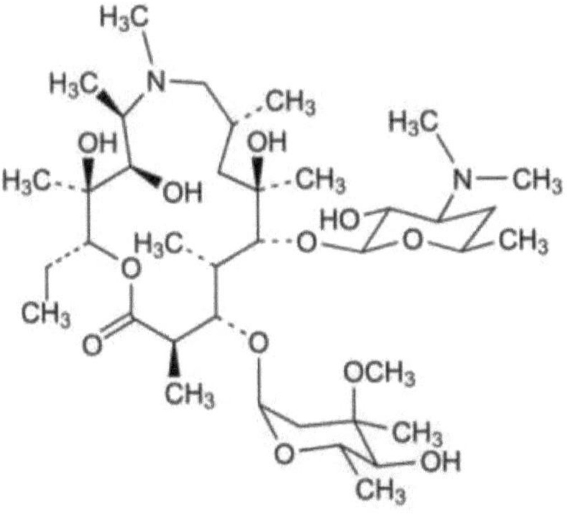

Figura 13: estrutura química da azitromicina. [53]

- Modo de ação

A azitromicina inibe a síntese proteica através da ligação reversível à subunidade 50S do ribossoma no local P (cadeia polipeptídica nascente). Impede a translocação do complexo peptidil-RNAt do sítio P para o sítio A por Isto impede o alongamento da cadeia peptídica, bloqueando a reunião da última fase da síntese por impedimento estérico.

- A atividade antiviral da Azitromicina (AZ) :

A maturação e a função dos endossomas requerem um ambiente ácido. O AZ é uma base fraca e acumula-se preferencialmente intracelularmente nos lisossomas, o que poderia aumentar os níveis de pH e bloquear potencialmente a endocitose e/ou a excreção de genes virais dos lisossomas, limitando assim a replicação viral.

Um papel potencial para o AZ na interferência com a entrada viral através de uma interação de ligação entre a proteína spike do Sars-CoV-2 e a proteína recetora do hospedeiro ACE2. [54]

• Propriedades imunomoduladoras :

Os macrólidos podem diminuir as respostas inflamatórias e reduzir a produção excessiva de citocinas associadas às infecções virais respiratórias. Conduzem a uma redução da acumulação de leucócitos no tecido pulmonar e nos broncoalvéolos, com uma grande redução do número de neutrófilos. Esta redução da inflamação é independente das alterações da carga viral. [55]

• Relação entre a estrutura química e a atividade terapêutica

O grupo dimetil da cadeia substituinte di-metil-amino na amina do açúcar é o local do metabolismo e da ligação ribossómica. Os grupos metilo são essenciais para as ligações de hidrogénio entre a molécula de eritromicina A e os aminoácidos da subunidade ribossómica 50S. A supressão da função cetona em C9 torna a azitromicina estável num ambiente ácido.

• Indicação

A azitromicina é utilizada no tratamento de infecções respiratórias, como a gripe, ou em certas doenças respiratórias como terapia adjuvante. [56]

B. Outros antibióticos

O Conselho Superior de Saúde Pública francês (HCSP) recomenda :

• Não deve ser prescrito qualquer tratamento antibiótico a doentes que apresentem sintomas associados a uma Covid-19 confirmada (para além de outro foco infecioso), dada a natureza excecional da co-infeção bacteriana.

• Isso enquanto se aguarda a confirmação do diagnóstico de Covid-19 :

Em caso de dúvida sobre uma infeção bacteriana do trato respiratório superior, devem ser seguidas as recomendações de tratamento (SPILF 2011):

- Sinusite maxilar: Amoxicilina (Pristinamicina se alérgico a betalactaminas)

- Sinusite frontal/etmoidal/esfenoidal: Amoxicilina-ácido clavulânico (Levofloxacina em caso de alergia aos betalactâmicos)

- Angina bacteriana: Amoxicilina (macrólido se for verdadeiramente alérgico)

Se houver dúvidas quanto a uma infeção bacteriana do trato respiratório inferior, devem ser seguidas as recomendações de tratamento (AFSSAPS 2010):

J Indivíduos saudáveis: Amoxicilina (Pristinamicina em caso de verdadeira alergia)

J Sujeito com comorbilidade(s) :   Amoxicilina-ácido ácido clavulânico (Pristinamicina se for realmente alérgico)

eme J Indivíduo com sinais de gravidade: cefalosporina injetável de 3 geração combinada com um macrólido. [51]

- Amoxicilina :
- **Fórmula bruta:** C16H19N3O5S [53]
- **Nomenclatura IUPAC:** ácido (2S,5 R,6 R)-6-[[(2R)-2-amino- 2-(4-hidroxifenil)acetil]amino] Ácido -3,3-dimetil-7 -oxo-4-tia-1 - azabiciclo[3.2.0]heptano-2-carboxílico. [53]
- **Estrutura química :**

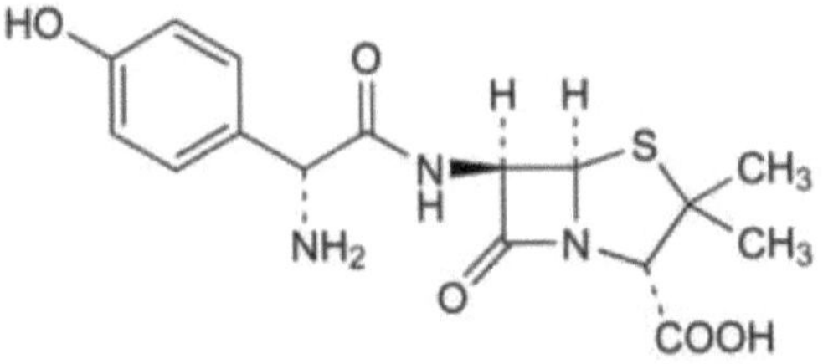

Figura 14: estrutura química da Amoxicilina. [53]

- **Modo de ação :**

A amoxicilina é uma aminopenicilina de largo espetro com atividade bactericida em germes jovens no processo de desenvolvimento da sua parede celular. Liga-se às proteínas de ligação à penicilina (PLPs) localizadas na membrana interna da parede celular bacteriana e inativa-as. [57]

A amoxicilina tem uma analogia estrutural entre o anel 0-lactâmico e o dipeptídeo terminal D-alanina-D-alanina do pentapeptídeo do peptidoglicano. O seu reconhecimento por transpeptidases e carboxipeptidases (PLP) resulta na ligação do anel 0-lactâmico.

no sítio ativo destas enzimas-alvo, que contém uma serina. Esta ligação leva à abertura do anel 0-lactâmico através da quebra da ligação amida e da acilação do sítio ativo da serina com a formação de um complexo covalente peniciloil-enzima que resulta na inativação do sítio ativo da enzima, inibindo assim a síntese de peptidoglicano e interrompendo o crescimento bacteriano. [58]

- Relação entre a estrutura química e a atividade terapêutica

A integridade do ciclo beta-lactâmico é essencial para a atividade.

Conformidade com a configuração 2S,5R,6R

A função ácida na posição 2 é importante e R1 modifica o

Farmacocinética

O radical R desempenha um papel importante na atividade bacteriana intrínseca.

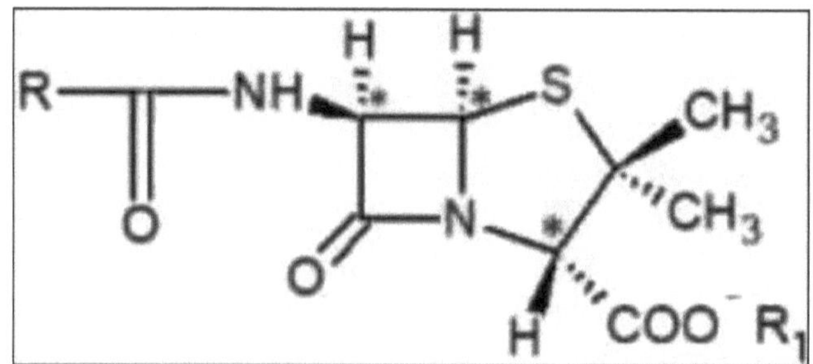

Figura 15: estrutura química da penicilina.

^.1.3. Antivirais

A. Remdesivir :

O remdesivir é um antivírico previamente desenvolvido para a doença do vírus Ébola. Obteve uma autorização de introdução no mercado europeu (AIM) em 16 de dezembro de 2021 para o tratamento da doença de Covid-19 em adultos que necessitam de oxigenoterapia com um risco acrescido de progressão para uma forma grave de Covid-19. [59]

* Fórmula bruta: C27H35N6O8P [60]
* Nomenclatura IUPAC: 2-etilbutil(2S)-2-[[[(2R,3 S,4 R,5R)-5-(4- aminopyrrolo[2,1-f][1,2,4]triazin-7-yl)-5-cyano-3,4-dihydroxyoxolan-2-yl]methoxy fenoxifosforil]amino]propanoato. [60]
* Estrutura química :

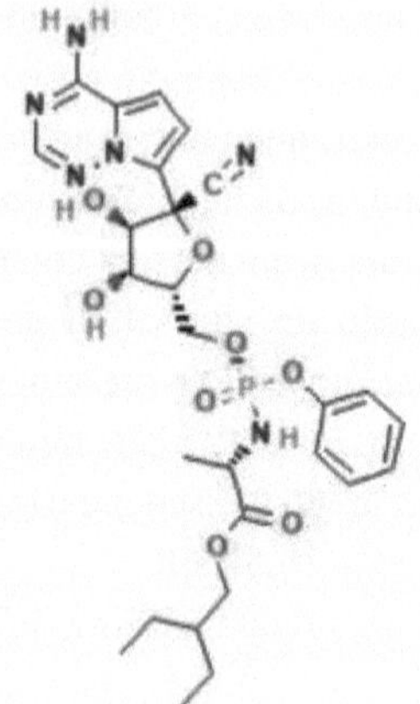

Figura 16: estrutura química do remdesivir. [60
- Modo de ação
É um pró-fármaco análogo nucleótido da adenosina cujo trifosfato inibe a

polimerase do ARN do Sars-CoV-2 por competição. [52]

O remdesivir actua como um inibidor da RdRp, visando o processo de replicação do genoma viral. Depois de o hospedeiro ter metabolizado o remdesivir no metabolito ativo, este compete com o trifosfato de adenosina (ATP; o nucleótido natural normalmente utilizado neste processo) pela incorporação na nova cadeia de ARN sintetizada. Quando integrado num ponto específico da cadeia de ARN, o remdesivir provoca a inibição da síntese de ARN a 5 nucleótidos do local de incorporação do fármaco, atrasando a terminação da cadeia e interrompendo prematuramente a síntese de ARN, interrompendo o crescimento da cadeia de ARN após a adição de alguns nucleótidos suplementares. [61]

- Indicação:

Doença de Covid-19 em adultos e adolescentes (>12 anos e >40kg) com pneumonia que requer oxigenoterapia. [52]

B. Lopinavir e Ritonavir

- Fórmula bruta: C74H96N10O10S2 [62]
- IUPAC nomenclature:(2S)-N-[(2S,4S,5 S)-5-[[2-(2,6-)
dimetilfenoxi) acetil]amino]-4-hidroxi-1,6-difenilhexano-2-il]-3-metil- 2-(2-oxo-1,3-diazinan-1-il)butanamida;1,3-tiazol-5-ilmetil N-[(2 S,3 S,5 S)-3-hidroxi-5-[[[(2 S)-3metil-2-[[metil-[(2-propan-2-il-1,3-tiazol-4-il)metil]carbamoil]amino]butanoil] amino]-1,6- difenilhexano-2-il]carbamato. [62]

- Modo de ação

É um antirretroviral ativo contra o vírus da imunodeficiência humana (VIH). O ingrediente ativo é o lopinavir, que pertence à família dos inibidores da protease do VIH (antiproteases). Ao bloquear esta enzima, impede que o vírus se reproduza nas células infectadas, mas não permite a sua eliminação. O outro componente é o ritonavir, que também é uma antiprotease, mas que não é utilizado nesta combinação numa dose antivírica, mas sim numa dose que aumenta as concentrações de lopinavir no organismo através da inibição do citocromo P450 (o chamado efeito "booster"). [63]

- Indicação

Na infeção pelo VIH, em combinação com outros agentes anti-retrovirais, incluindo inibidores da transcriptase reversa do VIH, em doentes adultos e pediátricos com mais de 14 dias de idade com imunodeficiência progressiva. [52]

Dados in vitro e in vivo, bem como dados clínicos em humanos no contexto das infecções por coronavírus SARS-CoV e MERS-CoV, mostraram que a combinação lopinavir/ritonavir tem atividade contra estes vírus. Nesta base, em janeiro de 2020, a OMS recomendou a sua avaliação na doença de Covid-19 na mesma dose que na infeção pelo VIH; os resultados destes ensaios mostram que o lopinavir/ritonavir isolado ou em combinação com interferão beta foram descontinuados devido à sua ineficácia. [64]

C. Paxlovid

A combinação nirmatrelvir/ritonavir (Paxlovid, laboratório Pfizer), o primeiro antivírico de ação direta, é ativa *per os*, no âmbito da autorização de acesso antecipado concedida pela HAS para o tratamento curativo precoce de doentes pauci-sintomáticos com elevado risco de doença grave de Covid-19. [65]

• Modo de ação

PROO Paxlovid® é um antivírico que impede a replicação viral, sendo uma combinação de nirmatrelvir e ritonavir, dos quais o nirmatrelvir é um inibidor de um resíduo de cisteína responsável pela atividade da protease 3C-Like (3CL) do Sars-CoV-2 [66].

A 3CLPRO está envolvida na modificação pós-traducional de uma poliproteína do Sars-CoV-2, produzindo 16 proteínas não estruturais que desempenham um papel essencial na replicação viral, transcrição e recombinação durante a infeção. A inibição da peptidase bloqueia a libertação destas proteínas não estruturais e limita a ineficácia do Sars-CoV-2. [67]

O ritonavir é um potente inibidor do citocromo P450, que aumenta a concentração sanguínea do Nirmatrelvir e prolonga a sua semi-vida, permitindo a sua administração com menor frequência.

• Indicação

O Paxlovid® é indicado para o tratamento da Covid-19 em doentes adultos que não necessitam de oxigenoterapia e que apresentam um risco elevado de progressão para uma forma grave de Covid-19 [68] em adultos e crianças com mais de 12 anos de idade ou peso superior a 40 kg. A Comissão Europeia concedeu uma autorização condicional de introdução no mercado a este medicamento em 27 de janeiro de 2022. [66]

^.1.4. Imunomoduladores

A. Corticoterapia

A prescrição de corticóides é discutida na fase inflamatória da doença de Covid-19, com o objetivo de regular a "tempestade de citocinas". Clinicamente, corresponderia a uma situação em que os sintomas gerais persistem, sendo os doentes reactivos ao oxigénio com uma síndrome inflamatória biológica [64]. Este foi o primeiro tratamento a demonstrar um benefício na mortalidade em doentes que necessitavam de oxigenoterapia [69]. Podem ser administrados por via oral ou intravenosa. [70]

Dexametasona e outros glucocorticóides

- Fórmula bruta: C22H29FO5 [53]
- IUPAC nomenclature: (8S,9R,10S,11S,13S,14S,16R,17R)-9-Fluoro-...
11,17-dihydroxy-17-(2-hydroxyacetyl)-10,13,16-trimethyl-
6,7,8,11,12,14,15,16 octahydrocyclopenta[a]phenanthren-3-one. [53]
- Estrutura química

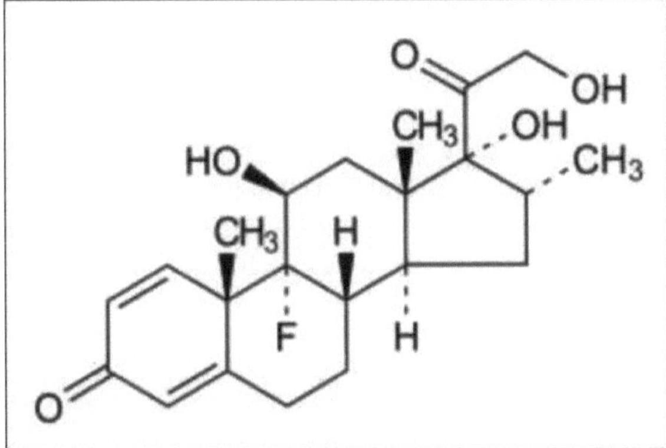

Figura 17: estrutura química da Dexametasona. [53]

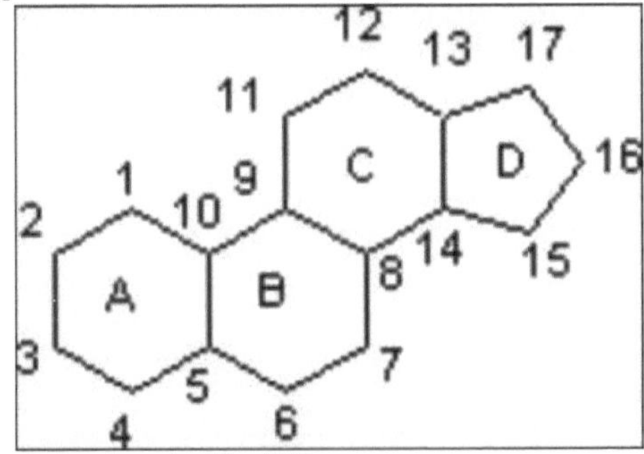

Figura 18: estrutura química do stdroi'de. [71]

- Relação entre a estrutura química e a atividade terapêutica

Todos os corticóides têm um núcleo pregnano com grupos químicos comuns que são essenciais para a atividade biológica, mas qualquer modificação pode levar a uma perda ou a um aumento da atividade.

Ciclo A :

A função cetona na posição 3 e a insaturação em 4-5 são essenciais para a atividade glucocorticoide. A insaturação em 1-2 aumenta a atividade anti-inflamatória, enquanto a sua eliminação aumenta significativamente a atividade mineralocorticóide. A adição de um anel pirazol aumenta a atividade anti-inflamatória.

Ciclo B :

A metilação a 6 promove propriedades anti-inflamatórias e reduz a atividade mineralocorticóide. A fluoração em C6 e C9 aumenta a ação anti-inflamatória e praticamente elimina a atividade mineralocorticóide, o mesmo se aplicando à insaturação em 6-7.

Ciclo C :

O grupo OH no 11P é essencial para a atividade anti-inflamatória, enquanto a função cetona promove a atividade mineralocorticóide.

Ciclo D :

A metilação em C16 (alfa ou beta) ou a hidroxilação aumentam consideravelmente o potencial anti-inflamatório e diminuem a atividade mineralocorticóide. O grupo OH em C17a é essencial para a ação anti-inflamatória de todos os corticóides. A função cetona em 20 é essencial para a atividade glucocorticoide.

• Modo de ação

A dexametasona é utilizada principalmente como agente anti-inflamatório.

Ou imunossupressor.

'O mecanismo proposto para o Sars-CoV-2 é a atenuação de uma resposta imunitária excessiva que pode levar à síndrome de dificuldade respiratória aguda (SDRA) e à falência de vários órgãos. [72]

• Indicação

A dexametasona obteve autorização de introdução no mercado europeu para o tratamento do coronavírus 2019 (Covid-19) em doentes adultos e adolescentes (com idade igual ou superior a 12 anos e peso mínimo de 40 kg) que necessitem de oxigenoterapia adicional. [73]

B. Anakinra

- Modo de ação

A anakinra é um antagonista dos receptores da interleucina-1a (IL-1a) e da interleucina-ip (IL-1p), importantes citocinas pró-inflamatórias envolvidas na mediação de muitas respostas celulares. [72] - Indicação

O Anakinra tem autorização de introdução no mercado para o tratamento do coronavírus 2019 (Covid-19) em doentes adultos com pneumonia que requerem suplementação de oxigénio (oxigénio de baixo ou alto fluxo) e em risco de progredir para insuficiência respiratória grave, conforme evidenciado por uma concentração plasmática de receptores solúveis do ativador do plasminogénio do tipo uroquinase (suPAR) > 6 ng/mL. [59]

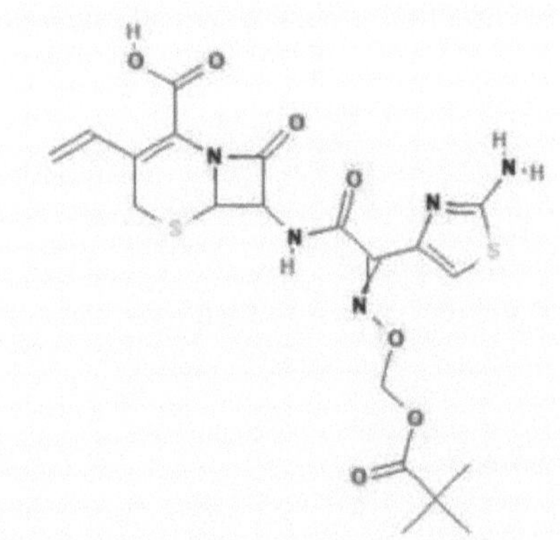

Figura 19: estrutura química do Anakinra. [74]

C. Tocilizumab

• Modo de ação

Trata-se de um anticorpo monoclonal IgG1 humanizado dirigido contra o recetor solúvel e membranar da mterleucme-6 humana (IL-6), inibindo assim as propriedades pró-inflamatórias da IL-6. [52]

• Indicação

O Roactemra (Tocilizumab) tem uma autorização de introdução no mercado específica para o tratamento da Covid-19 em adultos que recebem corticoterapia sistémica e necessitam de oxigénio ou de ventilação mecânica e que apresentam um estado inflamatório acentuado (PCR > 75 mg/L). [59]

O HCSP não recomenda a utilização de Tocilizumab em doentes submetidos a ventilação mecânica invasiva. [59]

^.1.5. Profilaxia pós-exposição

É indicado para doentes adultos e crianças com 12 ou mais anos de idade que estejam imunocomprometidos e desprotegidos apesar de um esquema de vacinação completo. [75]

A. Bamlanivimab ± Etesivimab :

Em França, a ANSM concedeu uma ATU de coorte (data de início 22/02/2021 e data de encerramento 31 de dezembro de 2021) para a utilização de Bamlanivimab no tratamento de formas sintomáticas ligeiras a moderadas de Covid-19 em adultos com um teste virológico positivo para Sars-CoV-2 e com elevado risco de progressão para uma forma grave da doença. [76] - Modo de ação :

Estes dois anticorpos monoclonais neutralizantes anti-espiga provêm de dois doentes distintos que recuperaram da Covid-19 na América do Norte e na China, respetivamente.

O bamlanivimab é um anticorpo monoclonal neutralizante IgG1 dirigido contra a proteína spike viral, concebido para bloquear a ancoragem viral e a entrada nas células humanas.

O etesevimab é um anticorpo monoclonal neutralizante dirigido contra a proteína de superfície do Sars-CoV-2, a proteína S (ou proteína Spike). Em estudos pré-clínicos, foi demonstrado que o Etesevimab se liga a um epítopo diferente do Bamlanivimab e neutraliza os mutantes resistentes ao Bamlanivimab, o que justifica o interesse de combinar estes dois anticorpos em doentes com Covid-19 [72].

B. Casirivimab e Imdevimab

O casirivimab e o lmdevimab são anticorpos monoclonais especificamente dirigidos contra a proteína de superfície do Sars-CoV-2, a proteína S, concebidos para bloquear a fixação e a entrada do vírus nas células humanas. [72]

A combinação de Casirivimab e Imdevimab está indicada para a profilaxia pós-exposição da infeção por Sars-CoV-2 em adultos e crianças com idade >12 anos e peso >40 kg, com elevado risco de progressão para uma forma grave da doença, não vacinados ou com uma condição médica (patologia ou tratamento) que torne improvável uma resposta à proteção vacinal. [77]

A. Analgésicos e antipiréticos

Paracetamol (Acetaminofeno)

- Fórmula bruta C8H9NO2 [53]
- Nomenclatura IUPAC: N-(4-Hidroxifenil) acetamida [53].
- Estrutura química :

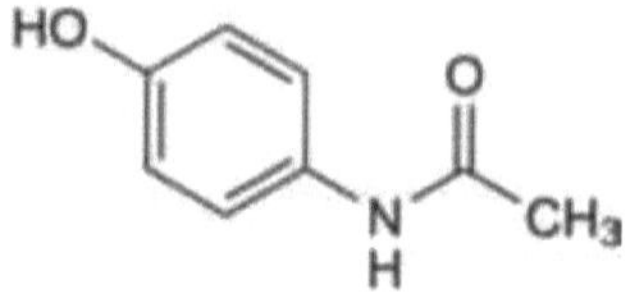

Figura 20: estrutura química do Paracetamol. [53]

- Modo de ação

O paracetamol actua no sistema nervoso central (SNC), é altamente lipofílico e penetra no cérebro muito rapidamente. [78] As ciclo-oxigenases (COX) fazem parte de um complexo enzimático que converte o ácido araquidónico em prostaglandina H2 (PGH2) [79]. Na presença de grupos peróxidos (H_2O_2). A função de fenol livre do paracetamol capta grupos peróxidos do ambiente, inibindo assim a função de peroxidase da COX-2, que é específica do cérebro.

Uma hipótese de uma ação preferencial sobre uma COX-3 específica do sistema nervoso central é inválida porque esta proteína, embora encontrada nos seres humanos, não possui propriedades do tipo COX. [Outra hipótese explica que exerce efeitos analgésicos no SNC potenciando os neurónios de serotonina que descem da medula espinal, o que tem o efeito de exercer um controlo inibitório sobre as vias nociceptivas. [79]

• Indicação: O paracetamol é um analgésico antipirético sem atividade anti-inflamatória [78]. É indicado para o tratamento sintomático de condições dolorosas e/ou febris. [52]

Porque é que os anti-inflamatórios não esteróides (AINE) não são recomendados no tratamento da Covid-19?

Os anti-inflamatórios não esteróides não são recomendados. O paracetamol é recomendado para tratar dores de cabeça e dores, ou para reduzir a febre. [81]

Pensa-se que os AINEs aumentam o risco de infecções bacterianas, complicações pleuropulmonares (empiema), disseminação da infeção, prolongamento da doença em crianças e adultos e o risco de agravamento dos factores de suscetibilidade à Covid-19 (como um acidente cardiovascular ou a deterioração da função renal). [82]

B. Anticoagulantes :

Uma grande parte dos doentes com Covid-19 desenvolve perturbações da coagulação, com diferentes graus de gravidade, secundárias à infeção pelo Sars-CoV-2. Pensa-se que este elevado risco trombótico resulta de uma inflamação sistémica excessiva devido a uma resposta imunitária descontrolada. A imobilização prolongada e a presença de factores de risco cardiovascular convencionais também contribuem para o risco tromboembólico. [83] - Indicações

É por isso que se recomenda a utilização de anticoagulantes (heparina de baixo peso molecular ou Fondaparinux). Como profilaxia para indivíduos não dependentes de oxigénio, hospitalizados ou não, e que apresentem factores de risco de tromboembolismo venoso (TEV). [84]

I V.2. Suplementos médicos

^.2.1. Vitaminas

A. Vitamina D

Tem uma estrutura semelhante à do colesterol (figura 21) e é uma vitamina lipossolúvel sintetizada no corpo humano a partir de um derivado do colesterol sob a ação da radiação UVB da luz. Existe em duas formas: D2 (ergocalciferol) ou D3 (colecalciferol). [85]

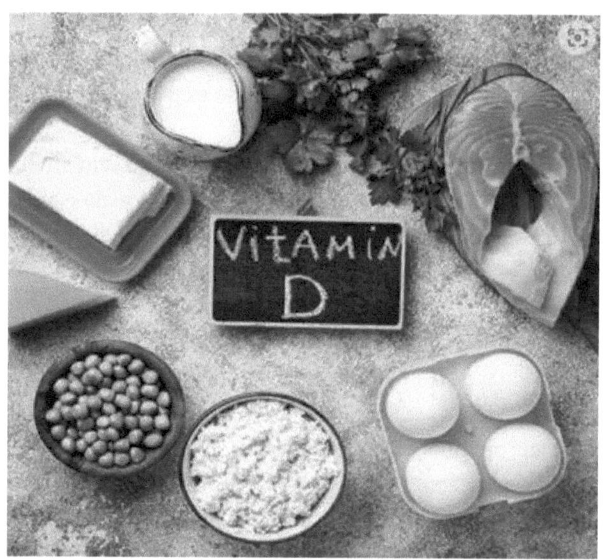

Figura 21: fontes dietéticas de vitamina D. [85]

A vitamina D3 é uma pró-hormona conhecida pelo seu papel fundamental no metabolismo do cálcio (absorção intestinal, ligação óssea). Mas tem outros efeitos não convencionais. Modula, nomeadamente, o funcionamento do sistema imunitário, estimulando os macrófagos e as células dendríticas. Desempenha um papel na regulação e supressão da resposta inflamatória de citocinas que causa a síndrome do desconforto respiratório ждиё [86], A suplementação de vitamina D pode reduzir o risco de ocorrência e gravidade da infeção na doença de Covid-19. [87]

B. Ácido ascórbico (Vitamina C)

A vitamina C é um poderoso antioxidante, um eficaz eliminador de espécies reactivas de oxigénio e azoto. É utilizada no tratamento da Covid-19, melhorando a resposta imunitária antimicrobiana inata e reduzindo as reacções inflamatórias desnecessárias, minimizando assim o risco de danos celulares relacionados com a inflamação. Uma dose elevada reduz o risco de uma tempestade de citocinas, reduzindo os níveis de citocinas pró-inflamatórias no sangue. [89]

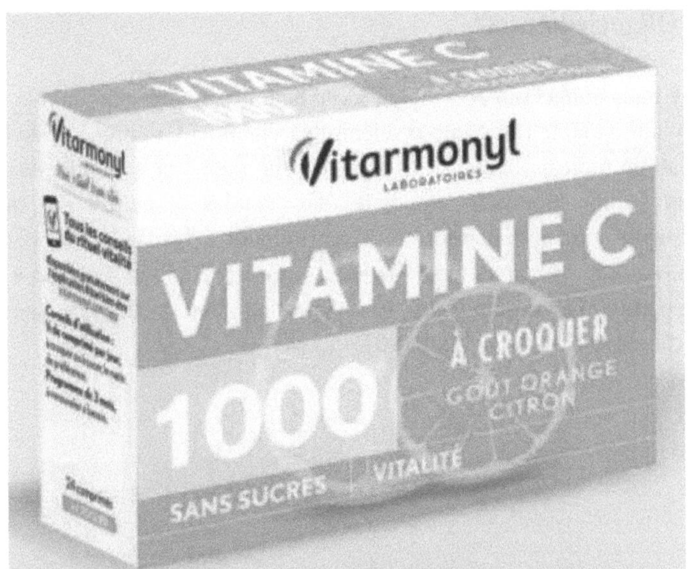

Figura 22: Ácido ascórbico (vitamina C) na forma medicinal comercial. [88]

IV.2.2. Oligoelementos

O Zinco

O zinco é mais conhecido pela sua ação na pele, nas unhas e no cabelo, e é um poderoso antioxidante (tal como o selénio e a vitamina C) porque pode impedir a produção de radicais livres. Mas o zinco pode melhorar a função do sistema imunitário: aumentando a atividade das células T-helper 1, que são principalmente anti-inflamatórias; e suprimindo a função das células T efectoras, que são principalmente pró-inflamatórias. Também tem um efeito na função cognitiva e desempenha um papel na síntese de proteínas e na manutenção de uma visão normal. [90]

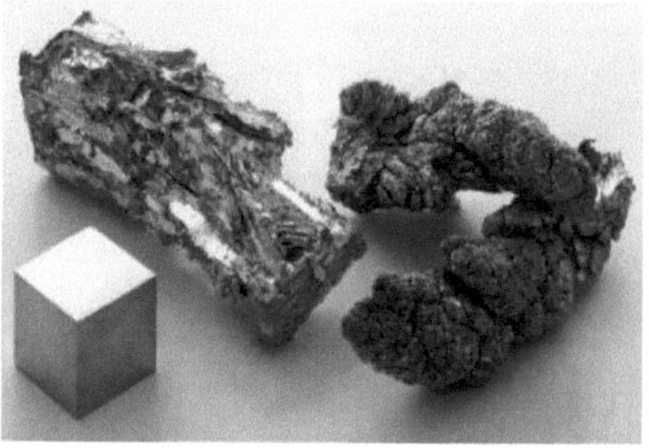

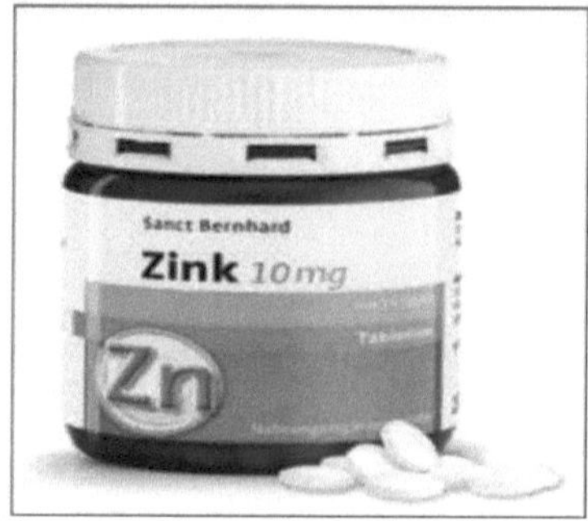

Figura 23: **(A)** Zinco cristalino 99,99% puro vs **(B)** zinco farmacêutico comprimido.

IV.3. Vacinas contra a Covid-19

O princípio subjacente às vacinas consiste em permitir que o sistema imunitário desencadeie uma resposta imunitária específica contra o Sars-CoV-2 e o neutralize antes de ter tempo para desenvolver a doença Covid-19 (ou atenuar as suas consequências). A maioria das vacinas tem como alvo a proteína spike do vírus (proteína S).

São utilizadas diferentes tecnologias de vacinação para vacinar contra a Covid-19:

- Tecnologias tradicionais, baseadas na utilização de um vírus inteiro inativo, neste caso o Sars-CoV-2, ou na utilização de apenas uma parte do vírus (normalmente uma proteína, neste caso a proteína S) (por exemplo, vacinas Novavax), combinada com um adjuvante imunitário.

-Novas tecnologias, baseadas em :

• A utilização de ácido nucleico "puro" (ADN ou ARN), ou seja, a sequência genética da proteína-alvo: neste caso, a proteína S.

• Utilizando um vetor viral no qual foi inserido o gene para a proteína alvo, a proteína Sars-CoV-2. [91]

•

Quadro 2: Vacinas contra a Covid-19 a nível mundial (dados de 2023) [92].

Nomes das vacinas	Tipo de vacina
Spoutnik V® (Gamaleia)	Vacina anti-Covid 19 com um vetor viral não replicante (Adenovírus).
Comirnaty® (PfizerBioNTech)	Vacina de RNA mensageiro modificado com nucleosídeo contra a Covid-19.
Spikevax® (Moderna)	A vacina anti-Covid 19 tem ARNm.
Vaxzevria® (Astrazeneca)	Vacina anti-Covid 19 com vetor viral não replicante (adenovírus de chimpanzé).
JCOVDEN® (Janssen)	Vacina de vetor viral não-replicante (Adenovírus).
NUVAXOVID® (Novavax)	Vacina de subunidades de nanopartículas recombinantes com adjuvante (Matriz M).
CoronaVac® (Sinovac)	Vacina inactivada com adjuvante contra o Sars-CoV-2 (uma substância que ajuda a reforçar o sistema imunitário como vacina).
COVILO® (Sinopharm)	Vacina inteira inativa contra o Sars-CoV-2.
COVAXIN® (Bharat biotech)	Vacina inteira inativa contra a Covid-19 adjuvada com uma molécula da classe dos agonistas imidazoquinolínicos dos TLR 7 e 8 adsorvida em hidróxido de alumínio.

Capítulo V

Plantas argelinas com potencial anti-Covid-19

V .1. Absinto branco ou *Artemisia herba alba*

V .1.1. Propriedades biológicas e farmacológicas

É utilizada no tratamento de perturbações gástricas e hepáticas, bem como de uma grande variedade de outras doenças, e contra certas formas de envenenamento. É também utilizada no tratamento de diabetes, bronquite, abcessos, diarreia e como vermífugo. Tem propriedades purgativas evidentes, desempenhando um papel importante no controlo dos vermes intestinais. [93]

Uma revisão menciona as suas propriedades antioxidantes, antivenenos, antifúngicas, nematocidas, antibacterianas, antiespasmódicas, anti-helmínticas, anti-leishmaniais, neurológicas (doença de Alzheimer, epilepsia e depressão) e hipoglicémicas.

In Silico, os compostos fitoquímicos da Artemisia herba-alba têm uma elevada probabilidade de se ligarem ao Sars-CoV-2 Mpro, inibindo a protease com o consequente bloqueio da replicação viral. [94]

V .1.2. Composição química :

- Terpenos de Artemisia herba-alba :

Os terpenos são polímeros constituídos por unidades C5. Os monoterpenos (C10) são substâncias ligeiramente voláteis que formam os óleos essenciais. Protegem as plantas contra os parasitas, inibem o crescimento bacteriano e atraem os animais polinizadores.

Os principais monoterpenos identificados na *Artemisia herba alba* são: tujona (monoterpenelactona), 1,8-cineol e timol.

A tujona é um dos constituintes terpénicos mais bioactivos do absinto. Estruturalmente relacionada com o mentol, é constituída por um anel C6 (ciclo-hexano) mais um grupo isopropilo exocíclico e um grupo lactona. A hujona é um composto quiral presente no seu estado natural sob a forma de dois estereoisómeros: talfa-tujona e beta-tujona. [95]

A/

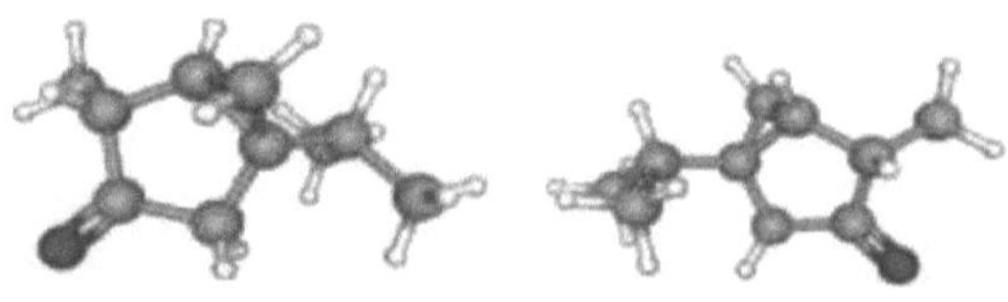

B/

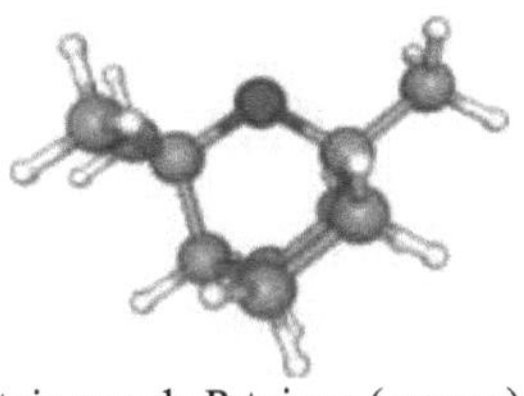

Figura 24: Estrutura A/ 3D da a-tujona e da P-tujona (C10H10O) [96].
B/ Estrutura 3D do 1,8-cineol-d3 (C10H18O) [97].

- Flavonóides de Artemisia herba-alba :
Os principais flavonóides são a hispidulina (4',5,7-tri-hidroxi-6-metoxiflavona) e a 12-cirsimaritina. [95]

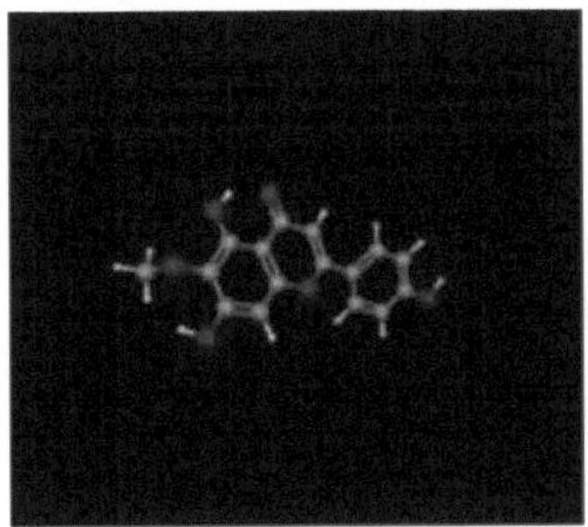

Figura 25: Estrutura 3D da 1 hispidulina (C16H12O6) [98].

V.1.4 Indicação em fitoterapia
-Parte utilizada: folhas e inflorescências.
-Formas de utilização: gelatina, pó, folhas secas, óleo essencial.
-Uso interno: Chá de ervas para tratar bronquite, tosse, diabetes, tensão arterial elevada e diarreia.
-Uso externo: O óleo essencial de 1 armoise é utilizado em fricções ou massagens contra o reumatismo e as partes dolorosas do corpo. [99]

V .2. Laurier nobre ou *Laurus nobilis L*

V .2.1. Composição química da planta
As folhas de *Laurus nobilis* contêm várias substâncias activas, incluindo óleos essenciais. Este último representa 1 a 3% do peso seco e contém 30 a 70% de 1-8 cineol (eucaliptol), e vários compostos terpénicos: linalol (8 a 16%), eugenol 3%, pineno e terpineno. As folhas podem também conter taninos e flavonóides polares e apolares. [100]

V .2.2. Propriedades farmacológicas
-Todos os três extractos (óleo essencial, extrato etanólico e decocção) têm atividade antioxidante. [101]
-Efeito citotóxico: Certos compostos isolados do *Laurus nobilis L* demonstraram ser citotóxicos, essencialmente os dois sesquiterpenos: as lactonas e a lauroxe.

Estas substâncias activas são altamente citotóxicas contra a linha de células cancerosas do ovário. [102]

Efeito antimicrobiano: atividade antimicrobiana do óleo essencial de *L.nobilis* contra as estirpes bacterianas Gram-positivas (*S.aureus*) e BGN (*E.coli* e *P.aeruginosa*) testadas, bem como contra o fungo *C. albicans*. A maior atividade foi observada em *S. aureus*. [103]

- O óleo essencial de louro é também um potente virucida. A associação de 1,8-cineol e de monoterpenóis é muito eficaz no tratamento das patologias virais do baixo ORL (coronavírus, SARS-coV, vírus do herpes [HSV-1]). [104]

- O OE de louro nobre é igualmente capaz de estimular a imunidade. Em experiências, o 1,8-cineol demonstrou as suas propriedades imunoestimulantes aumentando as y-globulinas e as P-globulinas. [104]

- Efeito gastroprotector: a decocção e os extractos metanólicos têm um efeito na proteção do estômago contra a ulceração e estimulam o apetite. [102]

- .2.3 Indicações em fitoterapia

• Partes utilizadas: Folhas e frutos (bagas).

• Utilizações: como decocção ou tisana de louro nobre. Alternativamente ; Manteiga ou óleo de louro: extraído de frutos dessecados, pulverizados e expostos a água a ferver.

-Uso interno: Para distúrbios digestivos e transpiração insuficiente sob a forma de

infusão.

- Uso externo: Dores articulares e reumáticas. [105]

V.3. Nigella ou *Nigella sativa L*

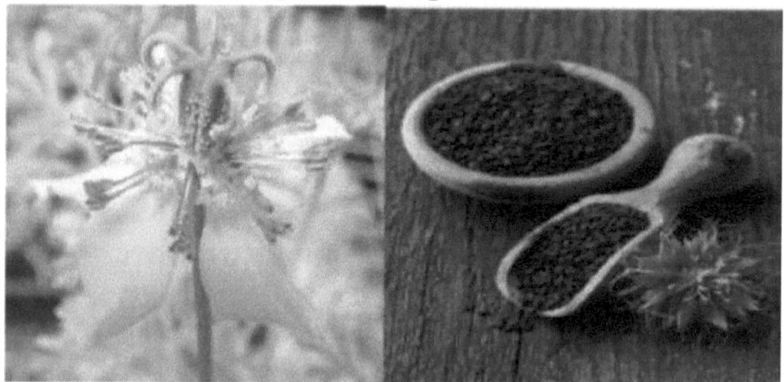

Figura 26: Flores e sementes *de Nigella sativa* [106].

V.3.1. Composição química da planta

Os constituintes activos da *N. sativa* são a timohidroquinona, o p-cimeno, a ditimoquinona, a timoquinona, o carvacrol e o sesquiterpeno longifoleno. As sementes de *N. sativa* contêm ainda triterpenos pentacíclicos, alfa-hederina, proteínas, hidratos de carbono, fibra bruta, lípidos e saponina. O óleo de N.

sativa contém ácido oleico, ácido palmítico e ácido linoleico. Os compostos aromáticos contêm a-tuieno, timol, a-pineno, timoquinona, di-hidrotimoquinona. [107]

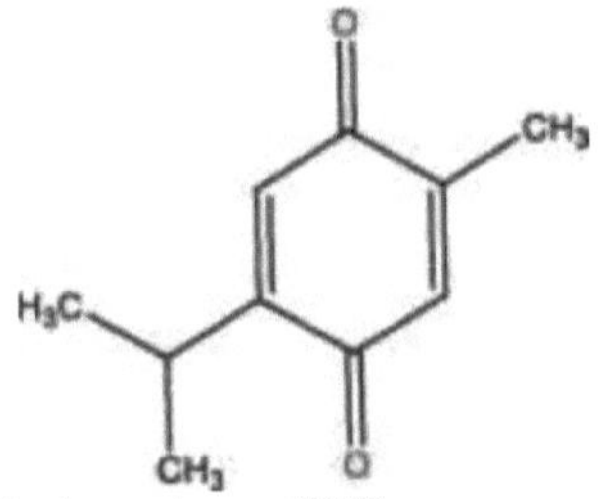

Figura 27: Estrutura química da timoquinona. [108]

V .3.2. Propriedades farmacológicas

-Atividade anti-inflamatória: possui uma atividade anti-inflamatória que se revelou particularmente eficaz contra certas doenças inflamatórias como a colite, a peritonite, a artrite e a asma. [109]

-Ação antimicrobiana: O cominho preto é frequentemente apresentado como um anti-infecioso natural, com ação antibacteriana, antiparasitária, antiviral e antifúngica. [110]

-Efeito antiespasmódico: parece ter também um efeito antiespasmódico, prevenindo o aparecimento de espasmos nas vias respiratórias, espasmos musculares, espasmos gástricos, espasmos intestinais e espasmos uterinos... [107]

-Efeito imunoestimulante: in vitro, possui propriedades imunopotenciadoras dos linfócitos T. De facto, os extractos de sementes activam a secreção de interleucina-3 (IL-3) e aumentam a produção de IL-ip pelos linfócitos T, o que indica um efeito estimulante sobre os macrófagos. [111]

Os cominhos pretos têm também propriedades gastro-protectoras, anti-cancerígenas, emenagogas e anti-diabéticas. [112]

Estudos in silico mostram que quatro fitoquímicos de *N. sativa,* a-hederina, ditimoquinona, neglacina e negerilidina, têm o potencial de inibir a RdRp do Sars-CoV-2. [113]

V .3.3. Forma de utilização

O óleo essencial é a forma mais utilizada, existindo também cápsulas, chás de ervas e sabão de Nigella.

Uso interno: O óleo no frasco é recomendado para uso interno e externo. A dose recomendada para as cápsulas é de 2 a 4 cápsulas de 500 mg por dia a meio de uma refeição para um adulto e de 1 a 2 cápsulas por dia para uma criança.

Utilização externa em fitoterapia: o óleo de cominho preto é geralmente utilizado puro, aplicado localmente várias vezes ao dia; pode também ser adicionado a água a ferver antes de ser inalado. [114]

V .4. Eucalipto ou *Eucalyptus globulus*

V .4.1. Composição química da planta

As folhas do eucalipto comum contêm 1 a 3% de óleo essencial. O OE de *Eucalyptus globulus* tem a seguinte composição

* Óxidos de terpenos: 1,8 cineol (eucaliptol).

* Monoterpenos: alfa-pineno, limoneno, gama-terpineno, paracimeno.

* Sesquiterpenos: aromadendreno.

* Sesquiterpenos: globulol, ledol.

* Flavonóides: Heterósidos de flavonas com os seguintes agliconas: quercetina, miricetina, k^mpferol e rutina. [115]

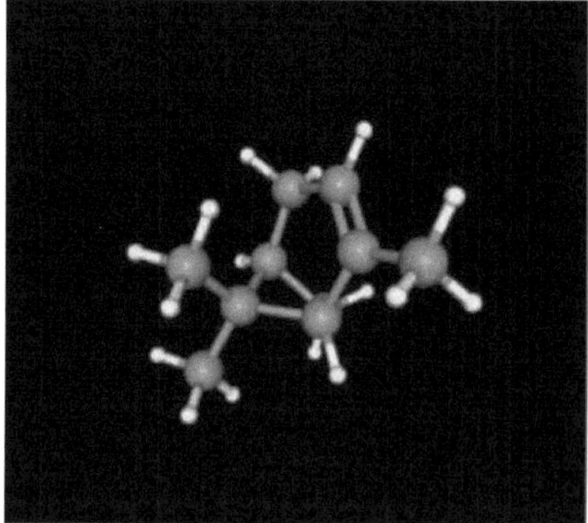

Figura 28: Estrutura 3D do alfa-pineno ($C_{10}H_{16}$) [116].

V .4.2. Propriedades farmacológicas

A OMS reconhece a utilização tradicional das folhas de eucalipto como anti-sético das vias urinárias, analgésico para uso interno e externo, anti-histamínico, antiviral, antitumoral, antifúngico e antimalárico. São também utilizadas na prevenção e no tratamento de doenças cardiovasculares, hipoglicemiantes, antiespasmódicas dos brônquios e para aliviar os sintomas da febre e da asma. [117]

O óleo essencial *de Eucalyptus globulus* é utilizado como agente anti-sético e antiespasmódico na bronquite, asma e doenças respiratórias menores. Tem propriedades supressoras da tosse, expectorantes e mucolíticas. [117]

Vários estudos demonstraram atividade antimicrobiana contra bactérias Gram-negativas e Gram-positivas. [117]

V .4.3 Indicações em fitoterapia

Partes utilizadas: Folhas e madeira.

Formas de utilização: Hidrolato (conservação refrigerada, máximo 6 meses após abertura), nebulização, extrato fluido, infusão, tintura, bálsamos e pomadas.

Uso interno: infecções brônquicas

Uso externo: infusão ou banho: 3 litros de infusão no banho. Este método tira partido dos benefícios balsâmicos e anti-sépticos das folhas de eucalipto. [118]

V .5. Cravinho: *Syzygium aromaticum*

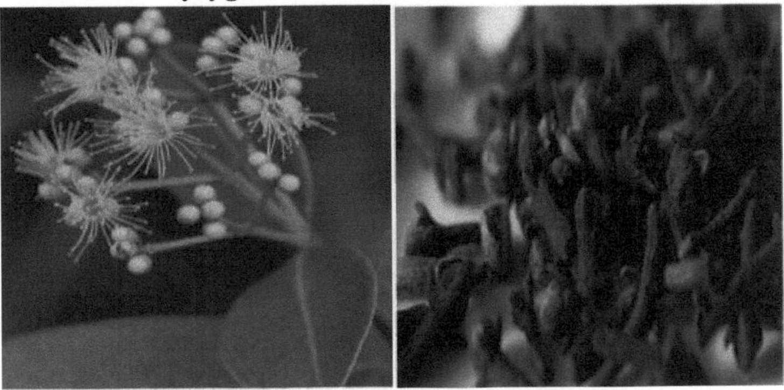

Figura 29: *Syzyguim aramaticum* [119]

V .5.1. Composição química da planta :

O cravinho é rico em substâncias bioactivas, contendo 15% de óleo essencial composto por 70-90% de eugenol, uma substância antibacteriana, anti-séptica e antifúngica. Contém também entre 9 e 15% de acetato de eugenol, entre 5 e 12% de alfa e beta-cariofileno, 2% de ácido oleânico e salicilato de metilo [120]. Contém também gomas e taninos [121].

V .5.2. Propriedades farmacológicas :

-Analgésico: é utilizado para todos os tipos de dores na boca. Contribui para a supressão das bactérias que provocam o desenvolvimento do mau hálito. [123]

V *Atividade gastroprotectora:* O cravinho tem propriedades digestivas. Melhora o conforto digestivo e ajuda a restabelecer o microbiota intestinal. [123]

V *Propriedades* anti-inflamatórias: Ajuda a tratar a inflamação.

De facto, os antioxidantes do cravinho são muito activos.

[123]

V *Atividade imunomoduladora: É de notar* que o cravinho é um poderoso antiviral, ajudando a combater as infecções virais e estimulando a imunidade. [123]

V *Anti-sético*: são eficazes no tratamento de certas doenças virais na Ásia tropical: em casos de malária, cólera e tuberculose, ou de parasitas como a sarna. [121]

V .5.3 Indicações em fitoterapia

- *Formas de utilização:*

Como infusão de cravo-da-índia e tintura para o tratamento da flatulência e óleos essenciais no tratamento de dores dentárias. O cravo-da-índia pode provocar reacções cutâneas quando utilizado externamente. [121] - *Partes utilizadas*: os botões florais são utilizados em infusões ou em pó e são extraídos óleos essenciais. As folhas e os caules são por vezes utilizados para extrair o óleo essencial. [121]

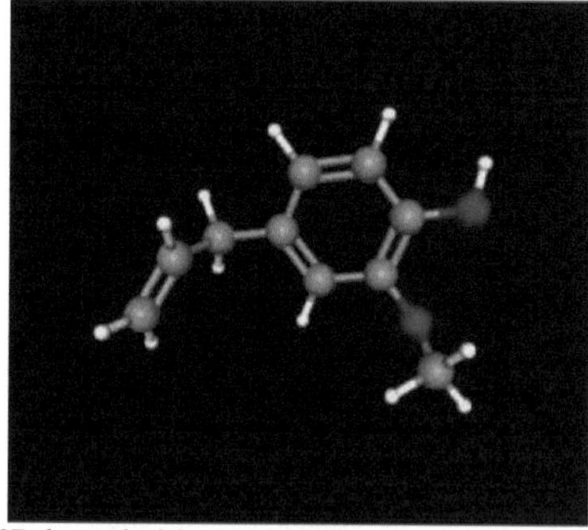

Figura 30: Estrutura 3D do eugdnol ($C_{10}H_{12}O_2$) [122].

Capítulo VI

As sequelas da Covid-19

VI.1 Definição

As sequelas pós-Covid, também conhecidas como "Covid long" ou "síndrome pós-Covid", são definidas como sinais e sintomas desenvolvidos durante ou após uma infeção aguda pelo Sars-CoV-2. Persistem durante mais de quatro semanas, não são explicados por outros diagnósticos e têm um impacto na vida quotidiana. [124]

Quadro 3: Definição da OMS de formas prolongadas de Covid-19 [125].

Definição da OMS de formas prolongadas de Covid-19
- Persistência ou recorrência dos sintomas
- No prazo de 12 semanas após um episódio de Covid-19 e geralmente com uma duração superior a 2 meses
- Confirmado ou altamente provável (de acordo com a definição de HAS)
- Ocorre durante as epidemias
- Sem outra explicação para o aparecimento destes sintomas

VI.2 Atraso dos sintomas pós-Covid

A diretriz NICE propõe a seguinte classificação: Covid-19 acuteC (sintomas até 4 semanas), Covid sintomático contínuo (sintomas de 4 a 12 semanas) e pós-Covid (sintomas que aparecem durante ou após uma infeção e que persistem por mais de 12 semanas). Nesta diretriz, o termo "Covid longo" incluiria os dois subgrupos, Covid sintomático contínuo e síndrome pós-Covid [124]. Numa revisão posterior da diretriz do NICE, Sivan e Taylor propuseram a definição unificada de Covid longa como "sinais e sintomas que persistem durante mais de quatro semanas e que podem ser atribuídos à infeção por Covid-19".

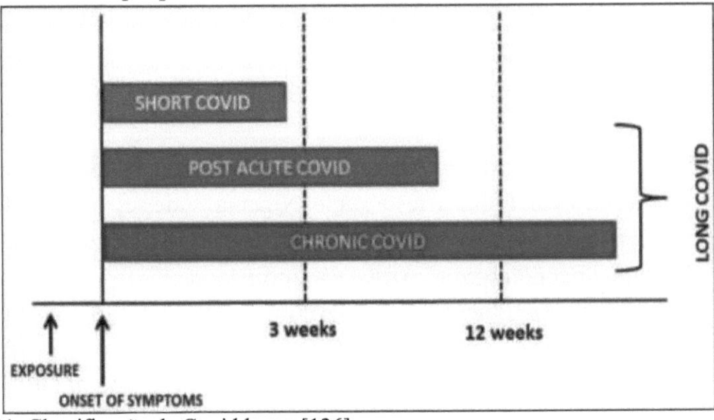

Figura 31: Classificação da Covid longa [126].

Estamos a falar de sequelas pós-Covid, que frequentemente afectam os doentes que sofreram formas graves ou críticas da doença. Por exemplo, a fibrose pulmonar pode resultar do desconforto respiratório, a lesão renal crónica pode resultar da insuficiência renal e as lesões cardíacas (miocardite, insuficiência ventricular, enfarte do miocárdio, etc...) podem ser secundárias à inflamação e às complicações hemodinâmicas que ocorreram durante a infeção. Estas sequelas podem ser reversíveis ou definitivas. [37]

Certos sintomas da Covid-19 podem persistir durante várias semanas, ou mesmo meses, mesmo que o vírus já não seja detetável no organismo do doente e que este não tenha desenvolvido uma forma grave da doença. Estes sintomas prolongados são mais frequentemente: fadiga crónica, perturbações neurocognitivas, perturbações digestivas, sinais cardiopulmonares (dispneia, dor e/ou aperto no peito, tosse, taquicardia) ou dores músculo-esqueléticas. Estes sinais formam o que se designa por **Covid longo**. Estes sinais evoluem de forma flutuante, mas tendem para uma melhoria lentamente progressiva. [37]

Além disso, a doença tem um impacto na saúde mental, com um risco de desenvolvimento de ansiedade ou depressão entre os doentes e os seus familiares, bem como entre os prestadores de cuidados que cuidaram dos doentes. Foram também relatadas perturbações de stress pós-traumático em pessoas internadas em unidades de cuidados intensivos, bem como nos seus prestadores de cuidados. [37]

VI.3 Inquérito na Argélia 2023

VI.3.1. Materiais e métodos

A. Enquadramento do estudo

De um ponto de vista epidemiológico, trata-se de um estudo descritivo retrospetivo. Este estudo consiste num inquérito realizado através de um questionário anónimo, simples e rápido, distribuído em modo híbrido em dois formatos: em linha (com o GoogleForm®) e num formulário impresso a distribuir em modo presencial à população argelina em francês.

B. Descrição da zona

A Argélia é um país do Norte de África, limitado pelo Mar Mediterrâneo, pela Tunísia a nordeste, pela Líbia a leste, pelo Níger a sudeste, pelo Mali, pela Mauritânia e pelo Sara Ocidental a sudoeste e por Marrocos a oeste. É considerado como uma ponte entre África e a Europa.

²A Argélia tem uma superfície de 2.381.741 km, o que a torna o maior país de África e o décimo maior do mundo. Situada no noroeste do continente africano, com uma costa no Mar Mediterrâneo que alberga a quase totalidade da população e um interior desértico que representa 85% de todo o território.

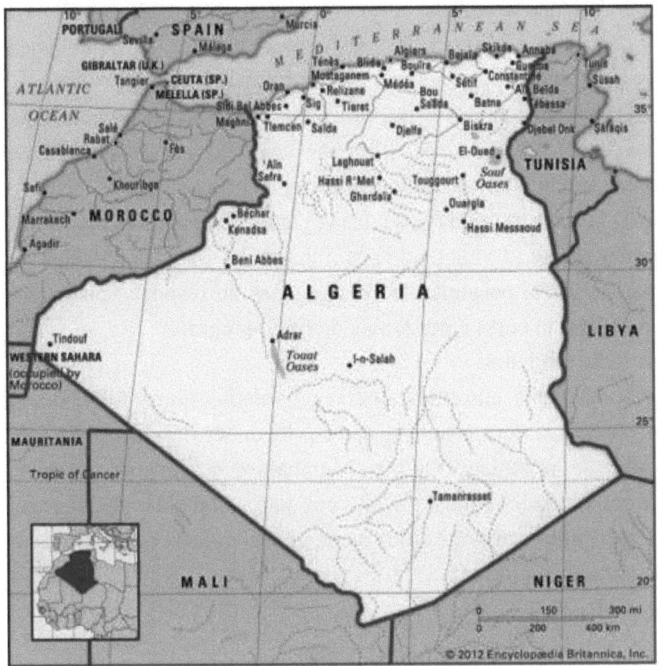

Figura 32: Mapa gráfico de Algoie. [127]

A população-alvo

Estima-se que a população da Argélia será de 46 116 000 habitantes em 2023 [127], e a sua densidade é muito desigual, com a maioria das pessoas a viver na costa norte do país. A população-alvo deste estudo é apenas a população residente na Argélia, dado que o questionário é em linha e distribuído presencialmente. No final do período de inquérito, 335 participantes responderam ao nosso questionário.

- **Critérios de inclusão**: Foram incluídos, retrospetivamente, todos os doentes com idades compreendidas entre os 18 e os 50 anos, com ou sem comorbilidades. Pretendemos que o nosso estudo fosse abrangente e que atingisse todos os grupos etários e categorias da população.

- **Critérios de não-inclusão**: Não houve critérios de não-inclusão ou exclusão.

C. Duração do estudo

O inquérito foi realizado entre 20 de janeiro de 2023 e 20 de abril de 2023.

D. Questionário utilizado

O nosso estudo foi efectuado através de um formulário de inquérito sob a forma de um questionário baseado em 3 rubricas (Anexo 1)

- A primeira secção destina-se a recolher as características sociodemográficas dos inquiridos: sexo, wilaya de residência, idade, situação social, nível intelectual e presença ou ausência de co-morbilidade.

- A segunda secção aborda a infeção pelo Sars-CoV-2, os sintomas sentidos pelas pessoas com a doença, os diferentes testes e a vacina da Covid. Assim como o tipo de tratamento utilizado (médico ou fitoterapêutico).

- A terceira secção trata das sequelas orgânicas e psicossociais do Sars-CoV-2, dos sintomas da covid longa e do seu impacto na vida das pessoas.

O questionário incluía perguntas com sugestões de resposta, perguntas abertas, perguntas de resposta curta e perguntas de tipo parágrafo.

a. Processamento de dados

Todas as respostas são automaticamente guardadas numa folha de cálculo do Google Forms, por ordem cronológica, e podem ser descarregadas em formato Excel. A fim de organizar melhor o trabalho, o ficheiro descarregado foi posteriormente copiado e modificado em várias tabelas no Microsoft Excel 2019, o que permitiu examinar todos os parâmetros, fornecendo todas as funções necessárias para o estudo.

IV.3.2. Resultados

A. Parâmetros descritivos da população

- *Repartição da população por género*

Dos 335 inquiridos, 72% eram mulheres e 28% homens. Os diagramas abaixo mostram a distribuição dos inquiridos por sexo (Quadro 4 e Figura 33).

Quadro 4: Repartição das pessoas por género.

Género	Força de trabalho	Percentagem
Fdminin	241	72%
Masculino	94	28%
Total	335	100%

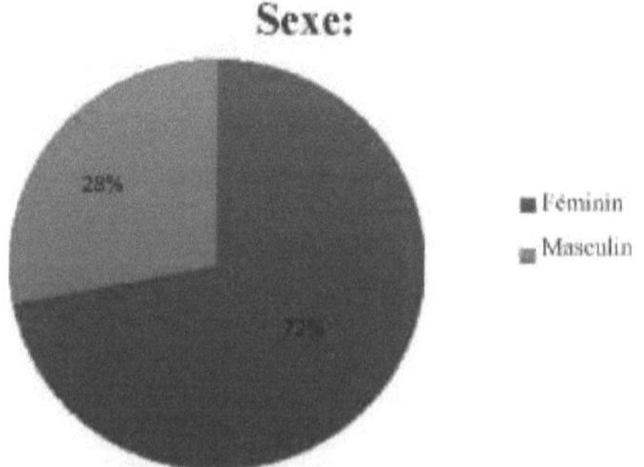

Figura 33: Repartição dos inquiridos por género.

- *Repartição da população por idade*

O grupo etário que mais respondeu ao questionário do nosso estudo foi o dos jovens com idades compreendidas entre os 18 e os 30 anos (208 doentes ou 62%), seguido das pessoas com idades compreendidas entre os 30 e os 50 anos, com uma percentagem de 23%. (Tabela 5, Figura 34)

Quadro 5: Repartição das pessoas por idade.

Grupo etário :	< 18	[18-30[	[30-50[	Mais de 50 anos	Total
Força de trabalho	6	208	76	45	335
Percentagem	2%	62%	23%	13%	100%

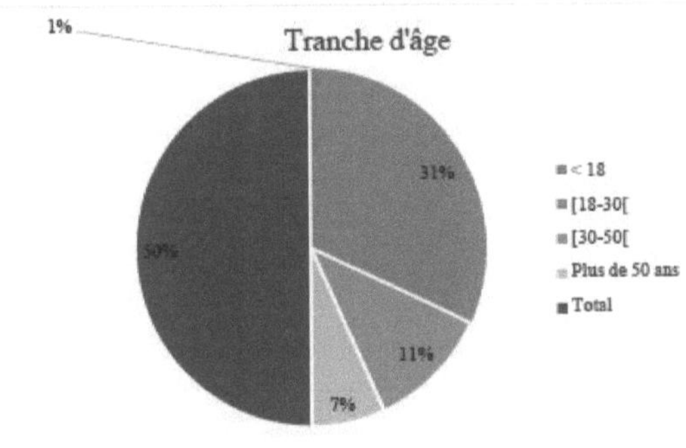

Figura 34: Rëpartição das pessoas por idade.

- Repartição da população por local de residência

Dos 335 pacientes, os habitantes de El Taref e Annaba foram os que mais responderam ao questionário, com percentagens de 34% e 32%, respetivamente. Relativamente ao resto da população, 8% dos doentes viviam na wilaya de Skikda e 4% em Argel e Soug Ahrass (quadro 6 e figura 35).

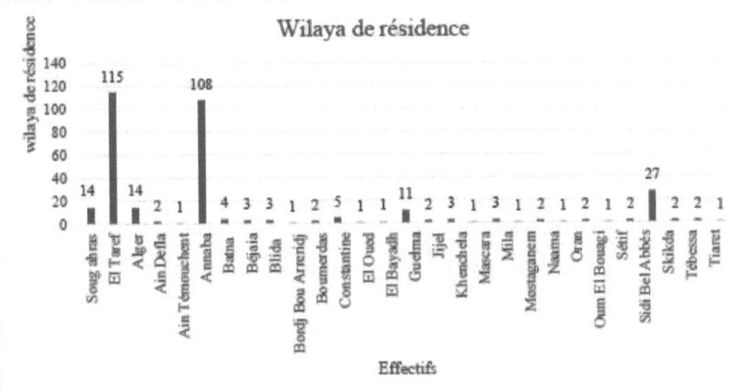

Figura 35: Rëpartição da população por wilaya de residência.

Wilaya	Força de trabalho	Percentagem

Soug Ahras	14	4,18%
El Taref	115	34,33%
Argel	14	4,18%
Ain Defla	2	0,60%
Ain Tëmouchent	1	0,30%
Annaba	108	32,24%
Batna	4	1,19%
Bejaia	3	0,90%
Blida	3	0,90%
Bordj Bou Arreridj	1	0,30%
Boumerdas	2	0,60%
Constantino	5	1,49%
El Oued	1	0,30%
El Bayadh	1	0,30%
Guelma	11	3,28%
Jijel	2	0,60%
Khenchela	3	0,90%
Rímel	1	0,30%
Mila	3	0,90%
Mostaganem	1	0,30%
Naama	2	0,60%
Oran	1	0,30%
Oum El Bouagi	2	0,60%
Sëtif	1	0,30%
Sidi Bel Abbës	2	0,60%
Skikda	27	8,06%
Tëbessa	2	0,60%
Tiaret	2	0,60%
Tlemcen	1	0,30%
Total	335	100%

A maioria dos inquiridos, 77% (257 pessoas), possui um nível de escolaridade superior. Dos restantes, 8% tinham o nível secundário, 7% não tinham frequentado a escola e 6% tinham um nível médio de escolaridade. (Quadro 7 figura 36)

Tableau 7:   Repartição da população por nível de ensino.

Nível de educação	Força de trabalho	Percentagem
Médio	21	6%
Não está na escola	25	7%
Primário	6	2%
Secundário	26	8%
Universidade	257	77%
Total	335	100%

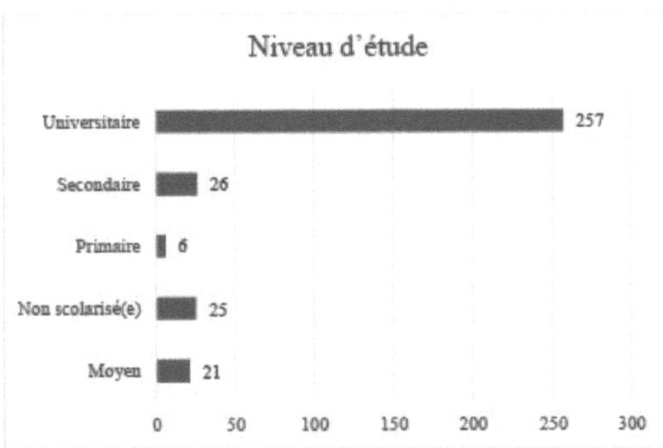

Figura 36: Repartição dos inquiridos por nível de ensino.

- Repartição da população por situação social

Mais de metade da população (65%, 217 pessoas) é solteira e 35% é casada. (Quadro 8, Figura 37)

Tableau 8:   Repartição das pessoas por estado civil.

Situação social	Individual	Marie	Total
Força de trabalho	217	118	335
Percentagem	35%	65%	100 %

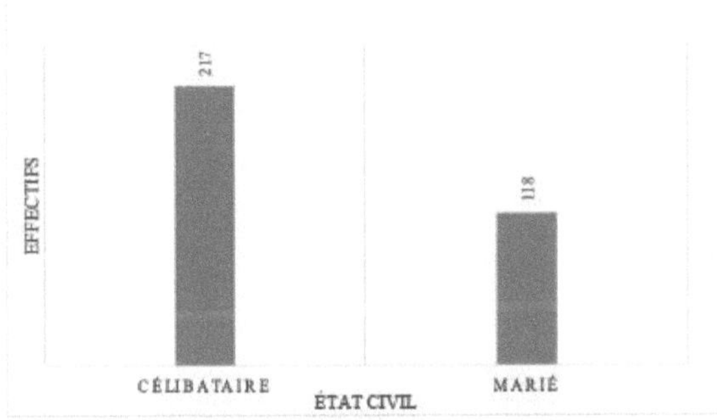

Figura 37: Repartição das pessoas por estado civil.

- Repartição da população por categoria sócio-profissional

Em termos de categoria sócio-profissional, metade dos inquiridos, ou seja, 50% (168), eram estudantes. Dos restantes, 23% eram funcionários públicos e 16% estavam desempregados. (Quadro 9 e figura 38)

Tableau 9:   Repartição da população por categoria sócio-profissional.

Categoria socioprofissional	Retalhista	Estudante (e)	Funcional	Retirada e	Desempregado	Total
Força de trabalho	20	168	78	17	52	335
Percentagem	6%	50%	23%	5%	16%	100%

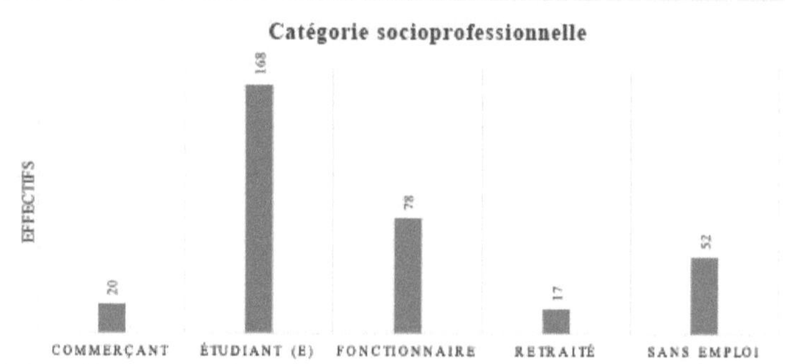

Figura 38: Repartição da população por categoria sócio-profissional.

Distribuição da população de acordo com a presença de uma doença crónica
No total, 261 pessoas (78%) dos inquiridos não tinham qualquer doença crónica, enquanto 74 pessoas (22%) estavam afectadas (quadro 10 e figura 39); as doenças cardiovasculares, as doenças respiratórias e a diabetes representavam 26%, 20% e 22% das doenças crónicas. (Quadro 11 e figura 40).

Tableau 10:   Frequência e percentagem de pessoas com ou sem uma doença crónica.

Doença crónica	Força de trabalho	Percentagem
Não	261	78%
Sim	74	22%
Total	335	100%

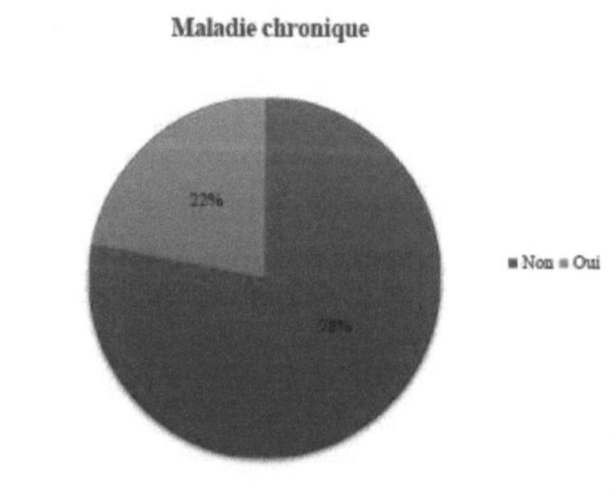

Figura 39: Frequência e percentagem de pessoas com ou sem uma doença crónica.

Tableau 11:   Tipo de doença crónica presente na população em estudo.

Doença crónica	Força de	Percentagem

	trabalho	
Diabetes	23	21,70%
Doenças cardiovasculares	28	26,42%
Doenças respiratórias	21	19,81%
Doença celíaca	7	6,60%
Tiroidite	11	10,38%
Insuficiência renal	0	0,00%
Insuficiência hepática	0	0,00%
Artrite reumatoide	5	4,72%
Cancro	1	0,94%
Hipertrofia benigna da próstata	2	1,89%
AVC	1	0,94%
Rinite alérgica	1	0,94%
Glaucoma	1	0,94%
Coagulopatia	4	3,77%
Doença de Parkinson	1	0,94%
Total	106	100%

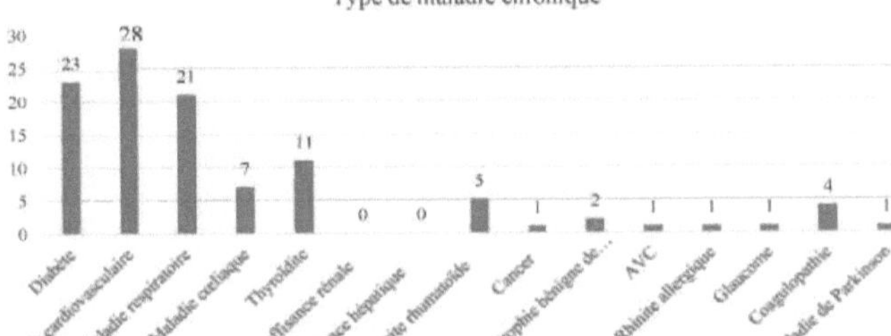

Figura 40: Tipo de doença crónica presente na população em estudo.

B. Envolvimento e tratamento da Covid-19

- Repartição da população por estatuto Covid-19

A quase totalidade da população inquirida alcançou a Covid-19, com uma percentagem de 99%. As respostas recolhidas estão organizadas nos quadros e diagramas abaixo Tabela 12 e figura 41.

Quadro 12: Repartição da população de acordo com o estatuto Covid-19.

Covid-19	Força de trabalho	Percentagem
Não	5	1%
Sim	330	99%
Total	335	100,00%

Covid-19

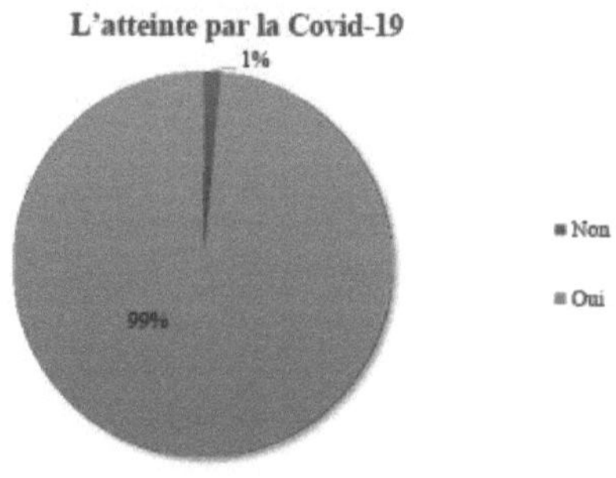

Figura 41: Distribuição da população de acordo com o estatuto Covid-19.

Metade das pessoas que contraíram Covid fizeram-no apenas uma vez (166 pessoas, ou seja, 50%), enquanto as outras foram reinfectadas com o vírus duas ou mais vezes (Quadro 13 e Figura 42).

Quadro 13: Distribuição das pessoas infectadas com Covid-19 de acordo com o número de infecções.

Número de infecções por Covid-19	Força de trabalho	Percentagem
Apenas uma vez	166	50%
Duas vezes	114	35%
Mais do dobro	50	15%
Total	330	100,00%

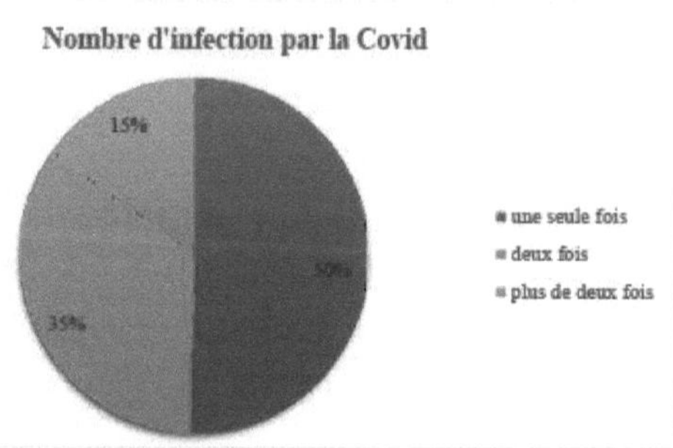

Figura 42: Rëpartição das pessoas infetadas de acordo com o número de infeções.

• Repartição da população por sintomas de Covid-19

Fadiga, febre, dores de cabeça e de cabeça, dores e dores, tosse e perda do paladar e do olfato foram os sintomas mais frequentes neste estudo, pela seguinte ordem: 13,8%, 13,5%, 12,9%, 11,86%, 9,69% e 9,36%. Os restantes sintomas foram a diarreia (4,68%), a dificuldade respiratória (4,4%) e o corrimento nasal (6,85%), enquanto 28 pessoas sofreram de asfixia (1,32%).

(Quadro 14, Figura 43).

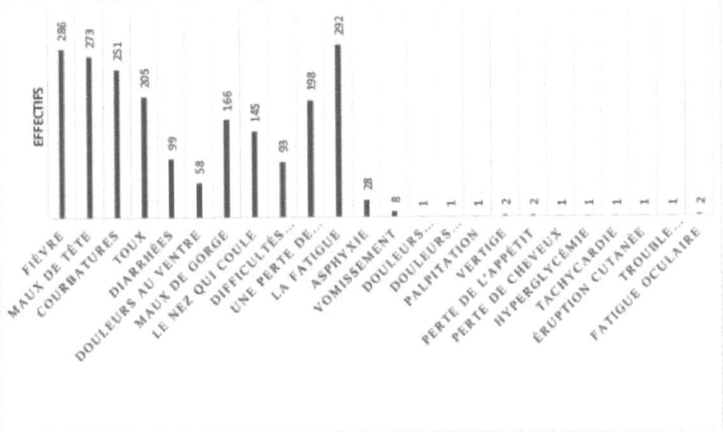

Figura 43: Distribuição dos doentes com coronavírus de acordo com os sintomas.

Sintomas da Covid-19	Força de trabalho	Percentagem
Febre	286	13,52%
Dores de cabeça	273	12,90%
Curvatura	251	11,86%
Tosse	205	9,69%
Diarrhde	99	4,68%
Dores de estômago	58	2,74%
Dores de garganta	166	7,84%
Corrimento nasal	145	6,85%
Dificuldades respiratórias	93	4,40%
Perda do olfato ou do paladar	198	9,36%
Fadiga	292	13,80%
Asfixia	28	1,32%
Vómitos	8	0,38%
Dor no peito	1	0,05%
Dores nas articulações	1	0,05%
Palpitação	1	0,05%
Vertigem	2	0,09%
Perda de apetite	2	0,09%
Queda de cabelo	1	0,05%
Hiperglicemia	1	0,05%
Taquicardia	1	0,05%
Erupção cutânea	1	0,05%
Doenças neurológicas	1	0,05%
Fadiga ocular	2	0,09%

Total	2116	100%

- Repartição das pessoas com Covid-19 por duração dos sintomas

Entre as pessoas com Covid-19, 29% tinham sintomas com duração de 1 a 5 dias, 31% tinham sintomas com duração de 6 a 10 dias e 12% não tinham a certeza da duração dos seus sintomas (Quadro 15, Figura 44).

Tabela 15: Rëpartição das pessoas com Covid-19 por duração dos sintomas.

Duração dos sintomas da Covid-19	Força de trabalho	Percentagem
1-5 dias	97	29%
6-10 dias	103	31%
11-15 dias	49	15%
16-20 dias	22	7%
Faltam 20 dias	20	6%
Não sei	39	12%
Total	330	100%

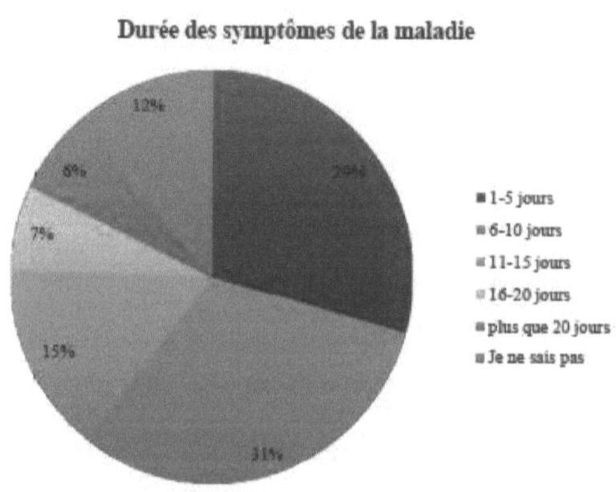

Figura 44: Duração dos sintomas de Covid-19 na população do estudo.

- Distribuição das pessoas de acordo com a contagiosidade do vírus

93% das pessoas inquiridas afirmaram que havia outras pessoas à sua volta que tinham sido afectadas pela Covid-19 ou que tinham mostrado sinais da doença. (Quadro 16, figura 45)

Tableau 16: Rëpartição das pessoas de acordo com a presença de pessoas doentes com Sars-CoV- 2 na sua comitiva.

Outras pessoas infectadas com Covid	Número	Percentagem
Não	23	7%
Sim	312	93%
Total	335	100%

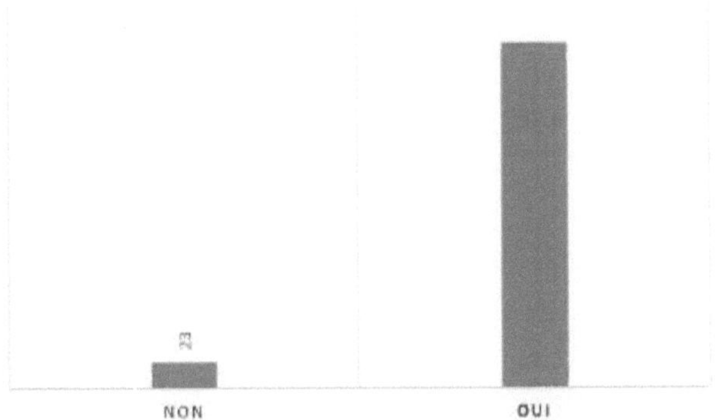

Figura 45: Rëpartição das pessoas de acordo com a presença de outras pessoas infetadas com Sars-CoV-2 na sua comitiva.

- Distribuição da população de acordo com a utilização do teste do coronavírus

61% dos inquiridos utilizaram testes de rastreio ou de diagnóstico do coronavírus, enquanto 39% não o fizeram. (Quadro 17 e figura 46).

Tableau 17: Distribuição das pessoas por utilização de testes Covid.

Teste Covid	Número	Percentagem
Não	132	39%
Sim	203	61%
Total	335	100%

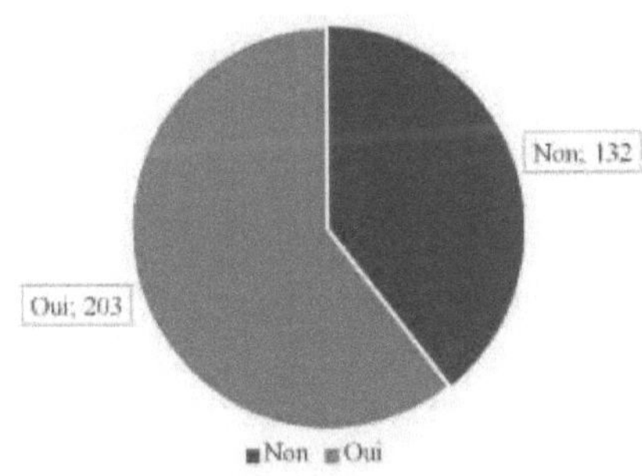

Figura 46: Distribuição das pessoas por utilização de testes Covid.

Das pessoas inquiridas, 79 utilizaram testes antigénicos (39%), enquanto as restantes utilizaram RT-PCR e testes serológicos (18% e 21%, respetivamente). Algumas pessoas fizeram os três tipos de teste ao mesmo tempo (Tabela 18 e Figura 47).

Tabela 18: Rëpartição das pessoas de acordo com o tipo de teste Covid utilizado.

Tipo de ensaio	Força de trabalho	Percentagem
Teste de antigénio	79	39%
teste PCR	37	18%
Teste PCR, Teste de antigénio	4	2%
Teste PCR, Teste serológico	9	4%
Teste PCR, Teste serológico, Teste de antigénio	8	4%
Teste serológico	42	21%
Teste serológico, Teste de antigénio	24	12%
Total	203	100%

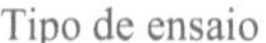

Tipo de ensaio

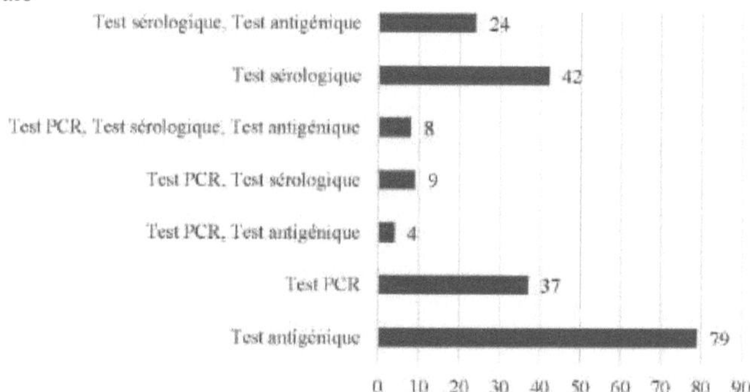

Figure 47: Répartition des personnes selon le type de test Covid utilisé.

- Repartição das pessoas por tipo de cuidados

A percentagem de pessoas inquiridas que tiveram Covid-19 e que tiveram
A taxa de hospitalização foi de apenas 5%. (Quadro 19, Figura 16)

Quadro 19: Repartição das pessoas por tipo de cuidados.

Apoio	Número	Percentagem
Não	109	33%
Sim, consultei um médico	208	62%
Sim, fui hospitalizado	18	5%
Total	335	100%

Cuidados com os doentes

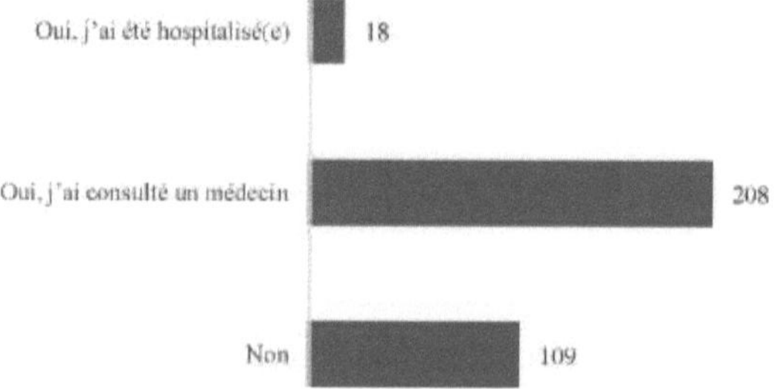

Figura 48: Rëpartição das pessoas de acordo com os cuidados.

- Repartição das pessoas por tipo de tratamento da toxicodependência

As vitaminas (vitamina C, vitamina D, etc.) e os suplementos minerais (zinco, etc.) representaram 23,05% dos tratamentos efectuados pelos inquiridos que tiveram Covid-19, os antibióticos (20,28%), a cloroquina e a hidroxicloroquina (1,01%) e 1,93% não utilizaram qualquer medicação. (Tabela 20 e Figura 49).

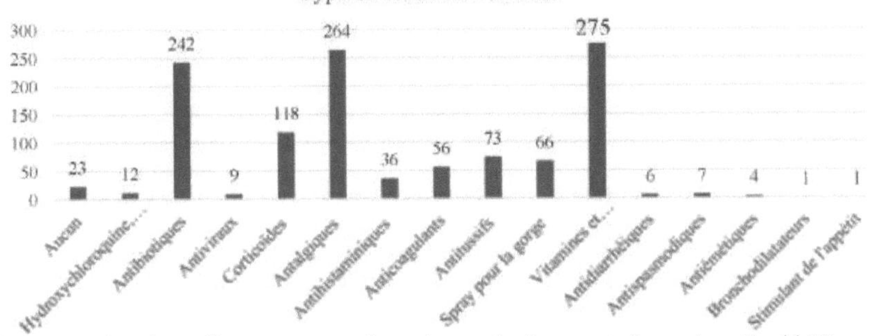

Figura 49: Tipo de medicamentos tomados pela população em estudo contra a Covid-19.

Tabela 20: Frequência e percentagem de medicamentos tomados para a Covid-19

Tratamento	Força de trabalho	Percentagem
Não	23	1,93%
Hidroxicloroquina, Cloroquina	12	1,01%
Antibióticos	242	20,28%
Antivirais	9	0,75%
Corticóides	118	9,89%
Analgésicos	264	22,13%
Anti-histamínicos	36	3,02%
Anticoagulantes	56	4,69%
Antitússicos	73	6,12%
Spray para a garganta	66	5,53%
Vitaminas e suplementos minerais	275	23,05%
AntidiaiTlieiques	6	0,50%
Antiespasmódicos	7	0,59%
Antieméticos	4	0,34%
Broncodilatadores	1	0,08%
Estimulante do apetite	1	0,08%
Total	1193	100,00%

- Distribuição da população de acordo com a utilização de plantas medicinais durante o tratamento

83% dos inquiridos confirmaram ter recorrido a fitoterápicos para prevenir ou curar a Covid-19, enquanto 17% da população estudada não recorreu a fitoterápicos durante a pandemia. O quadro e o diagrama abaixo indicam o número e a frequência das pessoas que recorreram a fitoterápicos para prevenir ou curar a Covid-19. (Quadro 21 e figura 50)

Tabela 21: número e frequência de pessoas com fitoterapia ийНзё contra a Covid-19.

Utilização da fitoterapia	Força de trabalho	Percentagem
Não	57	17%
Sim	278	83%
Total	335	100%

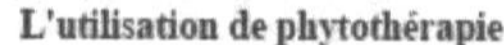
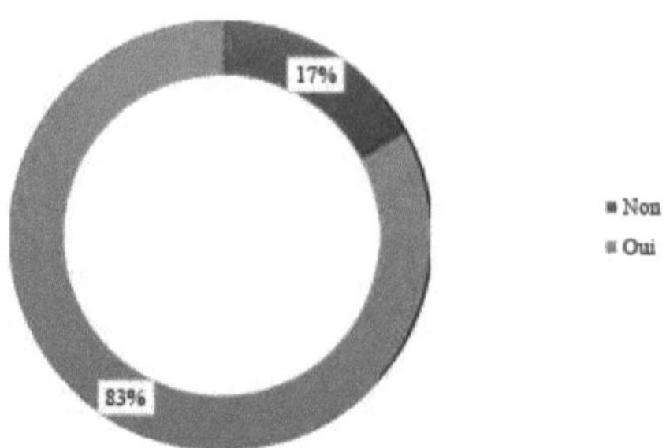

Figura 50: Distribuição das pessoas de acordo com a utilização de fitoterapia.

O tomilho, o gengibre, o cravinho e a verbena foram as plantas mais utilizadas no tratamento da doença coronavírus, com percentagens de 17,69%, 16,18%, 15,18% e 13,37%. (Tabela 21 e Figura 51).

Tabela 22: plantas mëdicinais ийНзё durante a Covid.

Plantas medicinais	Força de trabalho	Percentagem
Artemísia branca	31	3,12%
Tomilho	176	17,69%
Hortelã	127	12,76%
verbena	133	13,37%
Eucalipto	113	11,36%
Loureiro nobre	12	1,21%
Cultivo de Nigella	20	2,01%
Alecrim	37	3,72%
Gengibre	161	16,18%
Cravinho	151	15,18%
A cebola	15	1,51%
Limão	10	1,01%
Camomila	3	0,30%
Canela	1	0,10%
Anis	1	0,10%
Lavanda	2	0,20%

O pistácio	1	0,10%
O costo indiano	1	0,10%
Total	995	100,00%

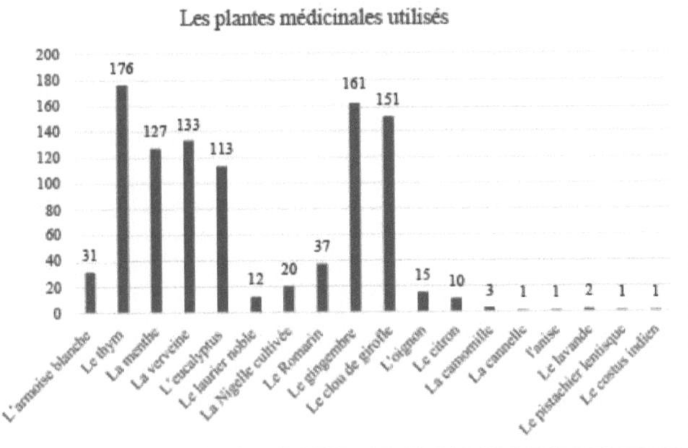

Figura 51: Frequência de plantas mëdicinais ийНзë durante o tratamento com Covid.

- Rëpartição da população de acordo com o recebimento da vacina contra a Covid

Mais de metade das pessoas inquiridas não tinha recebido uma vacina contra a Covid-19 (210 pessoas ou 63%). (Quadro 23 e figura 52).

Tabela 23: Frequência de pessoas que receberam ou não receberam uma vacina contra a covid-19.

Vacina contra a COVID-19	Força de trabalho	Percentagem
Não	210	63%
Sim	125	37%
Total	335	100%

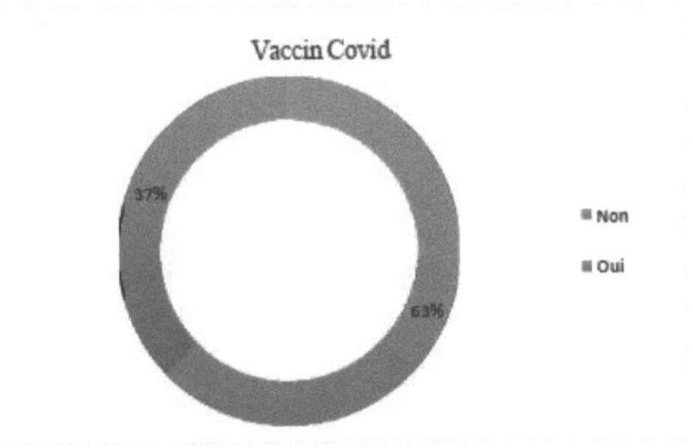

Figura 52: Distribuição da população de acordo com a receção da vacina contra a Covid.

Das pessoas vacinadas, 75% tinham recebido uma vacina chamada Coronavac do laboratório sinovac. Seguiu-se a vacina vaxzevria (Astrazeneca) com uma percentagem de 12% e a Sputnik V (6%). (Tabela 24 e Figura 53).

Quadro 24: Tipo de vacina utilizada contra a Covid-19.

Tipo de vacina	Força de trabalho	Percentagem
Não sei	7	6%
Coronavac (Sinovac)	94	75%
Spikevax (Moderna)	1	1%
Sputnik V (Gamelya)	8	6%
Vaxzevria (Astrazeneca)	15	12%
Total	125	100%

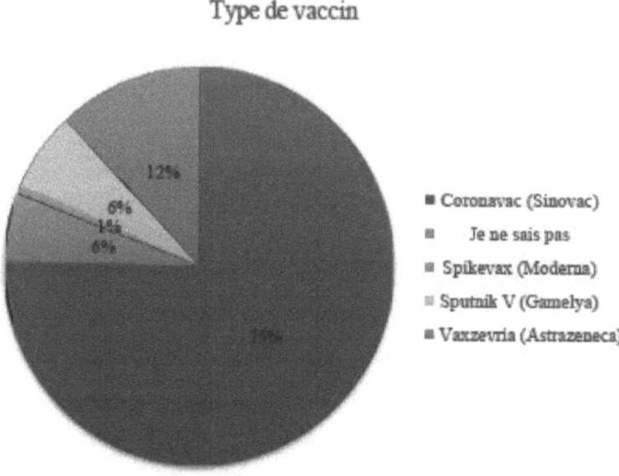

Figura 53: Distribuição das vacinas de acordo com o tipo de vacina contra a Covid utilizada.

C. As sequelas orgânicas e psicossociais do Sars-CoV-2

Resíduos orgânicos

• Distribuição das pessoas infectadas com Covid-19 de acordo com a evolução dos sintomas após a primeira semana de infeção

Após a primeira semana de infeção com o Sars-CoV-2, 82% das pessoas infectadas afirmaram que os seus sintomas tinham melhorado (270 pessoas), enquanto 18% (60 pessoas) afirmaram que os seus sintomas tinham piorado (Quadro 25 e Figura 54).

Tabela 25: Progressão dos sintomas após a primeira semana de infeção com Sars-CoV-2.

Desenvolvimento de sintomas após a primeira semana da doença	Força de trabalho	Percentagem
Endereços	270	81%
Agravamentos	60	18%

Total	330	100%

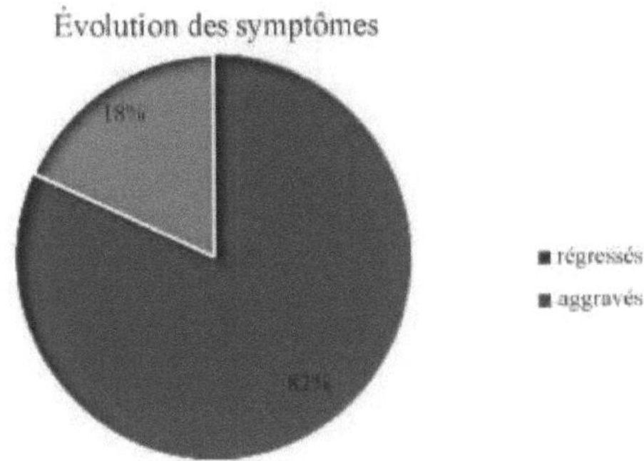

Figura 54: A evolução dos sintomas após a primeira semana de infeção.

• Repartição dos doentes com Covid-19 por tempo de recuperação

Os dados do nosso inquérito indicam que 23% (76 pessoas) necessitam entre 11 e 15 dias, enquanto apenas 9% dos casos demoram mais de 30 dias a sarar completamente. (Tabela 26 e Figura 55)

Quadro 26: Percentagem e frequência de pessoas infectadas com Covid, de acordo com o tempo de permanência no país.

cura.

Tempo para curar	Força de trabalho	Percentagem
1-5 dias	46	14%
6-10 dias	65	20%
11-15 dias	76	23%
16-20 dias	47	14%
21-25 dias	40	12%
26-30 dias	26	8%
Mais de 30 dias	30	9%
Total	330	100%

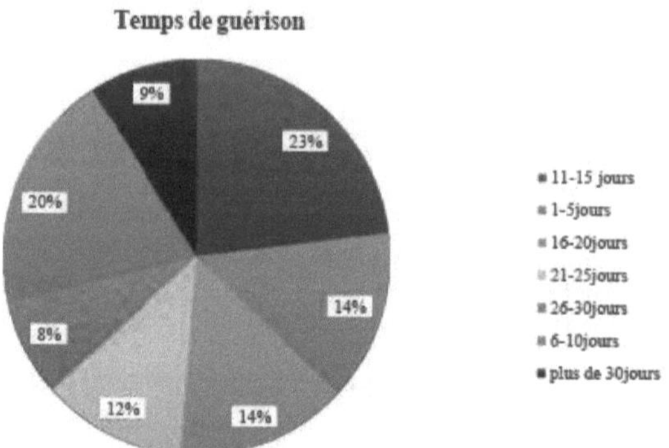

Figura 55: Distribuição das pessoas infetadas com Covid-19 de acordo com o tempo de recuperação.

- Distribuição da população infetada de acordo com a persistência dos sintomas 52% das pessoas infectadas com Sars-CoV-2 (171 pessoas) ainda têm sintomas ou sinais da doença atualmente, enquanto 48% deram uma resposta negativa. (Quadro 27 e Figura 56).

Tableau 27:   Percentagem e frequência da persistência de sintomas de Sars-CoV-2.

Sintoma de Covid longo	Força de trabalho	Percentagem
Sim	171	52%
Não	159	48%
Total	330	100%

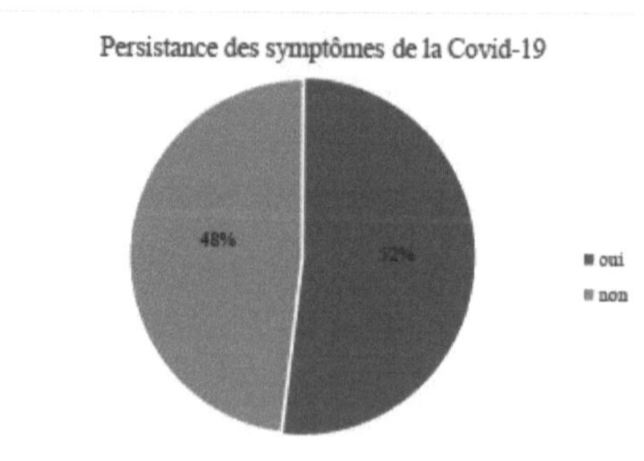

Figura 56: Distribuição das pessoas infectadas com Covid-19 de acordo com a persistência dos sintomas.

Repartição das pessoas por tipo de sintoma longo de Covid
J Sintomas gerais
Entre os sintomas gerais da Covid longa, a fadiga é o mais comum,

representando 70% (100 pessoas). (Tabela 28 e Figura 57).

Tableau 28:   Frequência e percentagem de pessoas com sintomas gerais de Covid long.

Sintomas gerais	Força de trabalho	Percentagem
Fadiga	100	70%
Obesite	9	6%
Perda de peso	35	24%
Total	144	100%

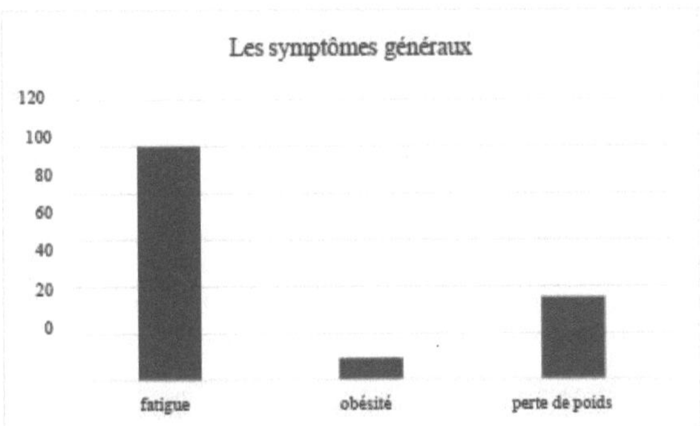

Figura 57: Distribuição das pessoas com sintomas gerais de Covid longo.

Sintomas neurológicos

Entre os sintomas neurológicos da covid longa, os distúrbios de memória e do sono e as tonturas foram os mais citados pelas pessoas com sintomas de covid longa (Tabela 29 e Figura 58).

Tableau 29:   Frequência e percentagem de sintomas neurológicos em Covid longo.

Sintomas neurológicos	Força de trabalho	Percentagem
Cdphaldes	35	21,88%
Epilepsia	3	1,88%
Perturbações do sono	38	23,75%
Tonturas	38	23,75%
Perturbações da memória	44	27,50%
Enxaqueca	2	1,25%
Total	160	100,00%

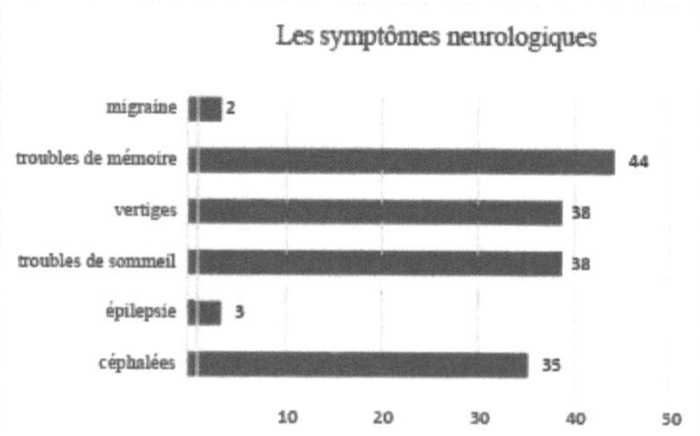

Figura 58: Distribuição das pessoas de acordo com os sintomas neurológicos da covid-19 longa.

Sintomas pulmonares

Entre os sintomas pulmonares da Covid longa, a dispneia foi o sintoma mais acentuado entre os inquiridos, com uma percentagem de 52,31%. (Tabela 30 e Figura 59).

Tabela 30: Frequência e percentagem dos sintomas pulmonares.

Sintomas respiratórios	Força de trabalho	Percentagem
Dvspnee	34	52,31%
Asma	10	15,38%
DPOC	4	6,15%
Hiperventilação brônquica	8	12,31%
Tosse persistente	7	10,77%
Aperto no peito	1	1,54%
Infeção recorrente do trato respiratório superior	1	1,54%
Total	65	100,00%

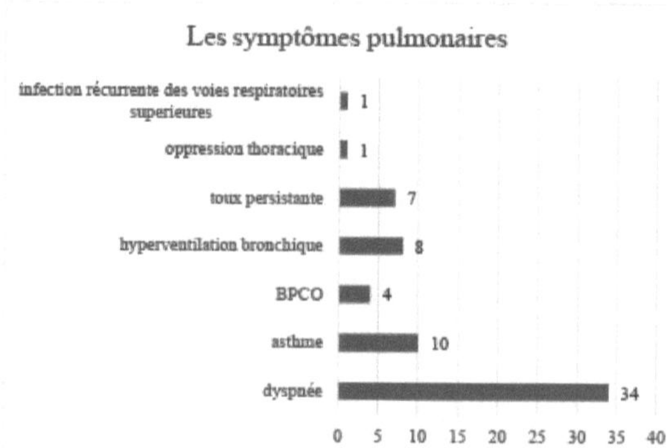

Figura 59: Frequência dos sintomas pulmonares.

Sintomas cardiovasculares

A tensão arterial elevada e a arritmia são os sintomas cardíacos mais frequentes com

percentagens: 43,75% e 37,50. (Tabela 31 e Figura 60)

Tabela 31: Frequência e percentagem de sintomas cardiovasculares.

Sintomas cardiovasculares	Força de trabalho	Percentagem
Arritmia	12	37,50%
HTA	14	43,75%
Insuficiência cardíaca	5	15,63%
Pdricardite	1	3,13%
Total	32	100,00%

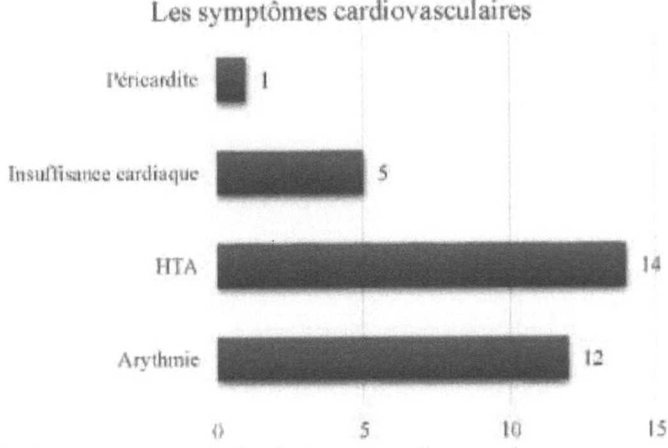

Figura 60: Frequência e percentagem de sintomas cardiovasculares.

Sintomas digestivos

A gastrite foi o sintoma digestivo mais abundante, representando 28,40%. (Tabela 32 e Figura 61).

Quadro 32: Frequência e percentagem dos sintomas digestivos.

Sintomas digestivos	Força de trabalho	Percentagem
Intestino irritável	2	2,47%
Prisão de ventre	20	24,69%
Diarrhde	16	19,75%
Dor abdominal	20	24,69%
Gastrite (resofagite...)	23	28,40%
Total	81	100,00%

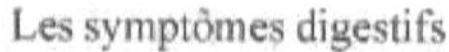

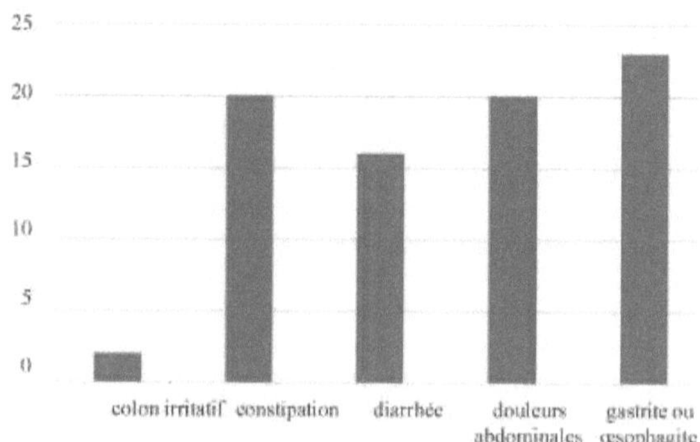

Figura 61: Frequência e percentagem de sintomas digestivos.

Sintomas músculo-tendinosos e articulares

A dor nas articulações foi o sintoma mais frequente, com uma percentagem de 71,64% (Tabela 33 e Figura 62).

Tabela 33: Frequência e percentagem de pessoas com sintomas musculotendinosos e articulares.

Sintomas músculo-tendinosos e articulares	Força de trabalho	Percentagem
Dores nas articulações	48	71,64%
Mialgia	19	28,36%
Total	67	100,00%

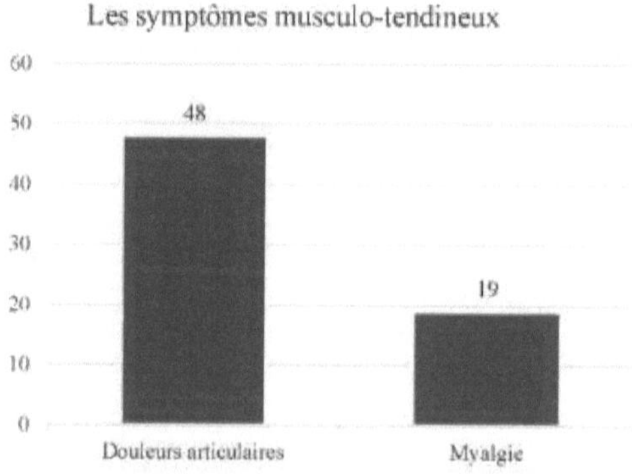

Figura 62: Frequência e percentagem dos sintomas musculotendinosos e articulares.

Sintomas oculares

A diminuição da acuidade visual e a fadiga visual são os sintomas oculares mais frequentes da Covid longa com as seguintes percentagens 43,75% e 42,19%. (Tabela 34 e Figura 63).

Tabela 34: Frequência e percentagem dos sintomas oculares.

Sintomas oculares	Força de trabalho	Percentagem
Redução da acuidade visual	28	43,75%
Dor nos olhos	9	14,06%
Fadiga visual	27	42,19%
Total	64	100,00%

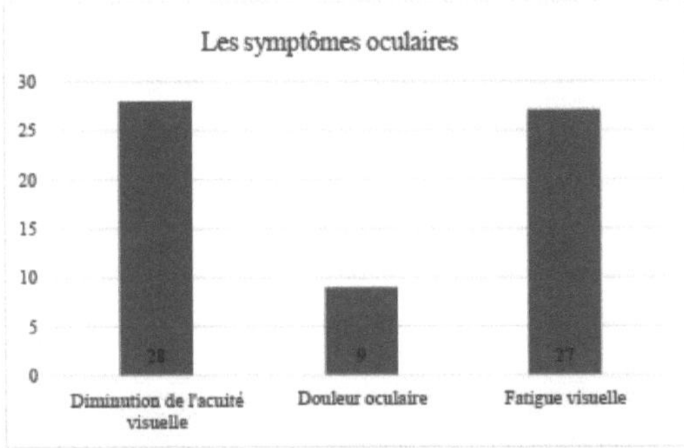

Figura 63: Frequência e percentagem de sintomas oculares.

Sintomas endócrinos

A diabetes é o sintoma endócrino mais frequente, com uma percentagem de 66,67%. (Tabela 35 e figura 64)

Tabela 35: Frequência e percentagem dos sintomas endócrinos.

Sintomas endócrinos	Força de trabalho	Percentagem
Diabetes	12	66,67%
Tiroidite	6	33,33%
Total	18	100,00%

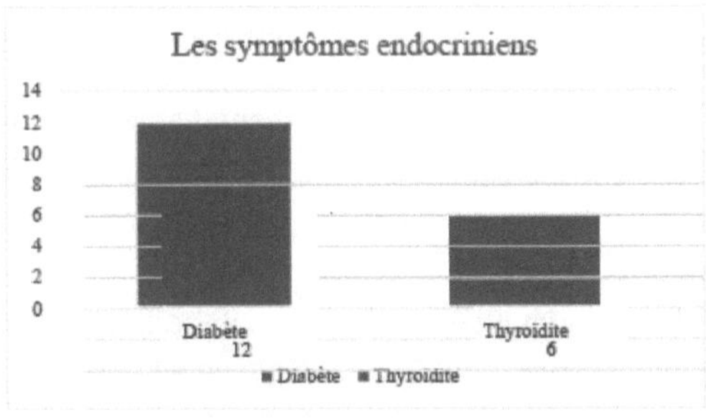

Figura 64: Frequência e percentagem de sintomas endócrinos.

Outros sintomas

Entre os outros sintomas da Covid longa, a perda do paladar e do olfato é a mais frequentemente observada, com uma percentagem de 48%. (Tabela 36 e figura 65)

Tabela 36: Frequência e percentagem de outros sintomas longos de Covid.

Outros sintomas	Força de trabalho	Percentagem
Eczema	2	8%
Irritação cutânea	2	8%
Perda de apetite	1	4%
Perda do paladar e do olfato	12	48%
Perda de cabelo	1	4%
Secura da pele	1	4%
Coagulopatia	4	16%
Hipoglicemia	1	4%
Alergia	1	4%
Total	25	100%

Outros sintomas de Covid long

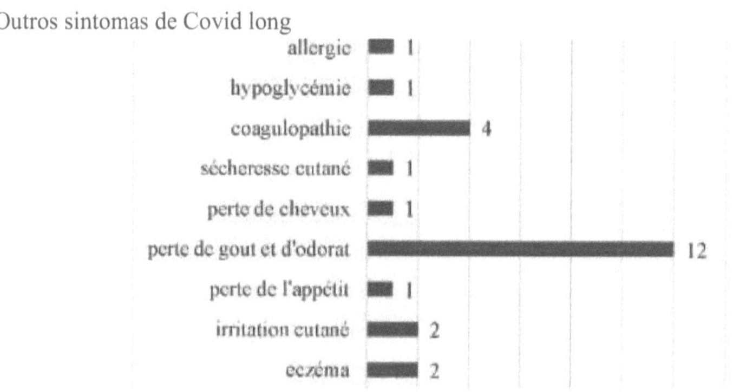

Figure 65: Fréquence et pourcentage d'autres symptômes de Covid long

Sequelas psíquicas

• Repartição da população por perturbação mental antes da Covid-19

Das pessoas inquiridas, 94% (314 pessoas), a maioria, não tinham problemas psicológicos antes da pandemia de Covid-19, enquanto 6% (21 pessoas) tinham. (Quadro 37 e figura 66)

• Repartição da população por perturbação mental durante a Covid-19

Entre os inquiridos do nosso estudo, 75%, a maioria da população (251 pessoas), não teve qualquer perturbação psiquiátrica durante a pandemia de Covid-19par, contra 25% da população que teve (Tabela 38 e Figura 67). A ansiedade e a depressão foram as perturbações psicológicas mais frequentes, com percentagens pela seguinte ordem: 24,86% e 20%. (Tabela 39 e Figura 68).

Tableau 37   Rëpartição da população de acordo com a presença de transtornos psicológicos durante a Covid.

Tableau 38

Presença de perturbações psiquiátricas	Número	Percentagem
Não	251	75%
Sim	84	25%
Total	335	100,00%

Tableau 39   Repartição da população por perturbação mental antes da Covid-19.

Perturbações psicológicas antes da Covid 19	Força de trabalho	Percentagem
Não	314	94%
Sim	21	6%
Total	335	100%

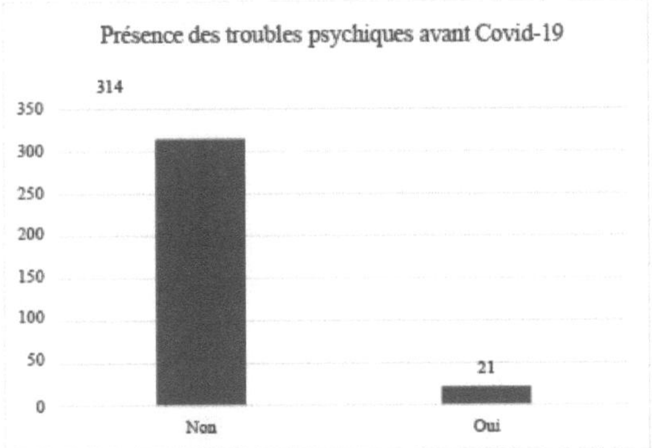

Figura 66: Repartição da população por perturbação mental antes da Covid-19.

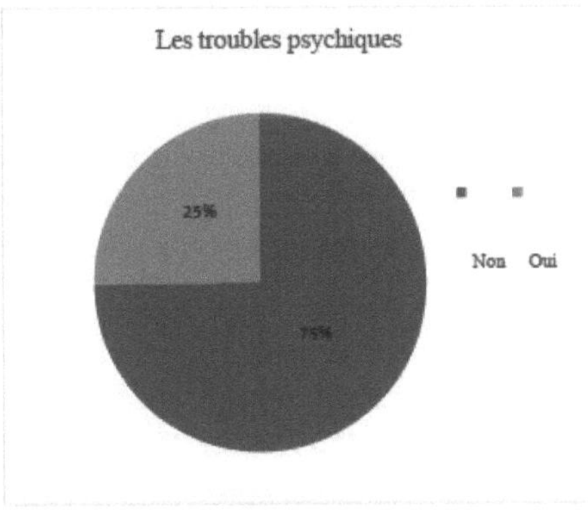

Figura 67: Rëpartição da população de acordo com os distúrbios psicológicos durante a Covid.

Quadro 39: Perturbações mentais durante a Covid-19.

Perturbações mentais	Força de trabalho	Percentagem

Ansiëtë	46	24,86%
Irritabilidade	10	5,41%
Falta de concentração	33	17,84%
Depressão	37	20,00%
Nervosite	22	11,89%
Perturbação de pânico	13	7,03%
Fobia	13	7,03%
Esquizofrenia	3	1,62%
TOC	4	2,16%
Insónia	4	2,16%
Total	185	100,00%

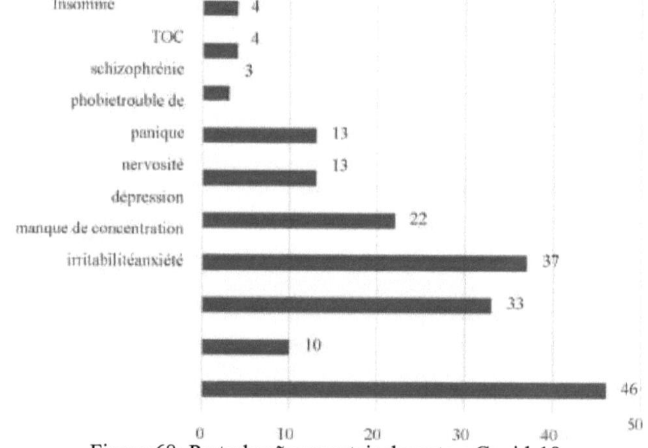

Figura 68: Perturbações mentais durante a Covid-19.

- Distribuição da população por consumo de drogas psicotrópicas durante a Covid

Das pessoas inquiridas, 92% não tomaram quaisquer medicamentos psicotrópicos durante a Covid, mas apenas 8% o fizeram (Quadro 40, Figura 69).

Tableau 40   Distribuição da população de acordo com o consumo de drogas psicotrópicas durante a Covid.

Consumo de drogas psicotrópicas	Força de trabalho	Percentagem
Não	307	92%
Sim	28	8%
Total	335	100,00%

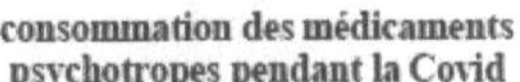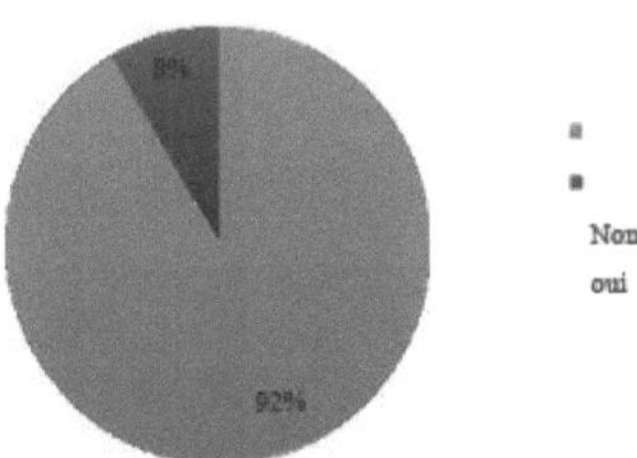

Figura 69: Distribuição da população por uso de drogas psicotrópicas durante a Covid.

- Repartição da população de acordo com os sintomas psicológicos após a Covid-19

Entre os inquiridos do nosso estudo, a maioria da população (82%) não apresentou sintomas psicológicos após o período de Covid-19, enquanto 18% da população (61 pessoas) apresentou sintomas psicológicos (Tabela 41 e Figura 70), dos quais a ansiedade foi o sintoma mais frequente com uma percentagem de 27,91%. (Tabela 42 e Figura 71)

Tableau 41   Distribuição da população de acordo com a presença de sintomas psicológicos após o período de Covid-19.

A presença de sintomas psicológicos	Força de trabalho	Percentagem
Não	274	82%
Sim	61	18%
Total	335	100%

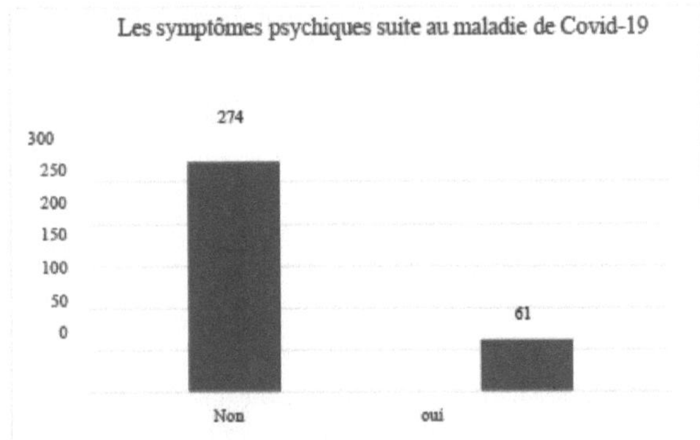

Figura 70: Distribuição da população de acordo com a presença de sintomas psicológicos após o período de depressão da Covid-19.

Tableau 42   Tipos de sintomas psicológicos após a doença de Covid-19

Perturbações mentais	Força de	Percentagem

Ansiëtë	36	27,91%
Irritabilidade	7	5,43%
Falta de concentração	18	13,95%
Dëpression	22	17,05%
Nervosite	19	14,73%
Perturbação de pânico	13	10,08%
Fobia	9	6,98%
Esquizofrenia	0	0,00%
TOC	3	2,33%
Insónia	2	1,55%
Total	129	100,00%

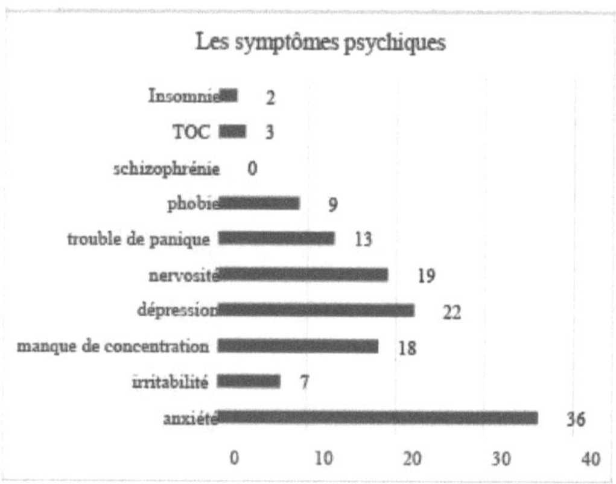

Figura 71: tipos de sintomas psicológicos após o período de Covid-19.

Consequências sociais

- Repartição da população por cessação da vida quotidiana após a Covid-19
66% da população inquirida interrompeu as suas actividades diárias devido à
Covid-19. (Quadro 43 e figura 72).

Quadro 43: Percentagem e frequência de pessoas que pararam ou não pararam as suas
actividades diárias após a Covid-19.

O fim das actividades diárias	Força de trabalho	Percentagem
Não	113	34%
Sim	222	66%
Total	335	100,00%

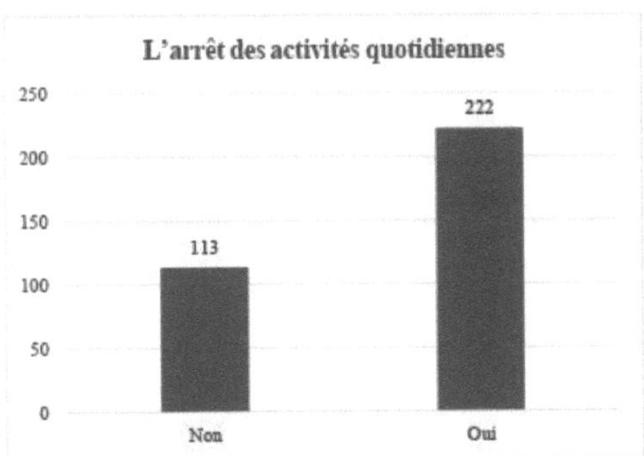

Figura 72: O impacto da Covid 19 nas pessoas que interrompem as suas actividades diárias.

- Repartição da população por duração da ausência do trabalho durante a Covid-19

A minoria, ou seja, 16% (26 pessoas) dos trabalhadores, parou de trabalhar definitivamente por causa da Covid-19 (Tabela 44 e Figura 73). Destes, 42% encontraram outro trabalho (Tabela 45 e Figura 74), principalmente nos sectores estatal e privado, com uma percentagem de 45% para cada um. (Tabela 46 e Figura 75).

Quadro 44: Rëpartição das pessoas de acordo com o facto de terem deixado de trabalhar durante a pandemia de
Covid-19.

Paragem de trabalho	Força de trabalho	Percentagem
Temporariamente	76	46%
Definitivamente	26	16%
Não	63	38%
Total	165	100,00%

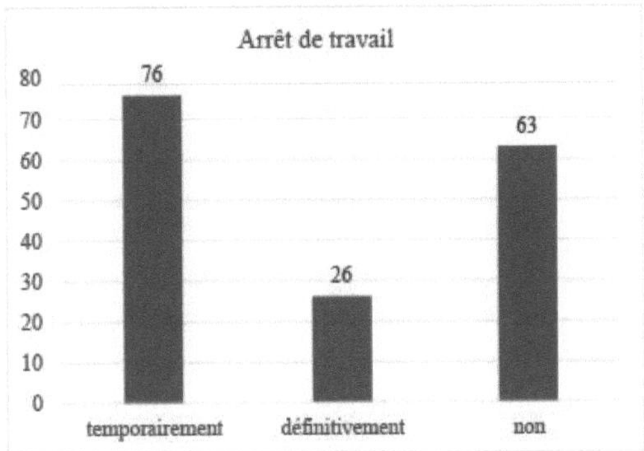

Figura 73: Distribuição da população de acordo com o tempo de ausência ao trabalho durante a pandemia.

Quadro 45: Número e percentagem de pessoas que encontraram outro trabalho.

Novo emprego	Força de trabalho	Percentagem
Sim	11	42%
Não	15	58%
Total	26	100,00%

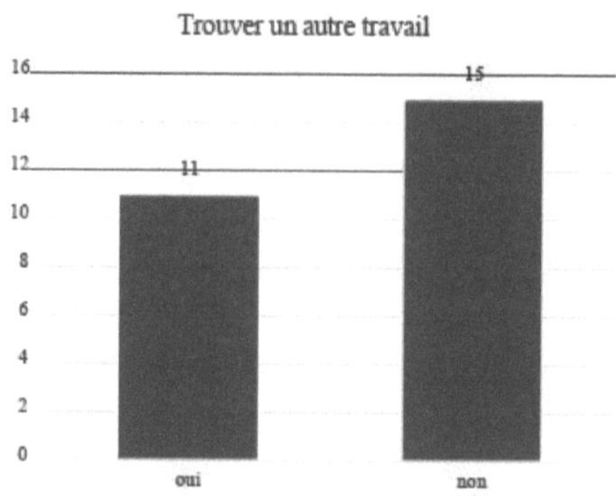

Figura 74: Número de pessoas que encontraram outro trabalho.

Quadro 46: Efectivos e percentagem de áreas de trabalho

Área de atividade	Força de trabalho	Percentagem
Tëlëtravail	1	10%
Estado	5	45%
Privado	5	45%
Total	11	100 %

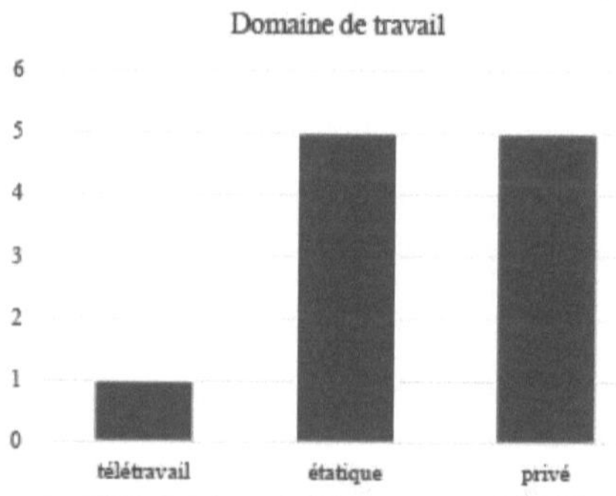

Figura 75: Mão de obra por área de trabalho

• Distribuição da população de acordo com o facto de o ensino ter sido interrompido

Entre os inquiridos do nosso estudo, a maioria da população (73% ou 165 pessoas) interrompeu os seus estudos durante a pandemia de Covid-19, enquanto 27% da população não o fez (Tabela 47 e Figura 76).

Tabela 47: Distribuição da população de acordo com o fim da reabilitação.

Pausa na educação	Força de trabalho	Percentagem
Sim	165	73%
Não	62	27%
Total	227	100,00%

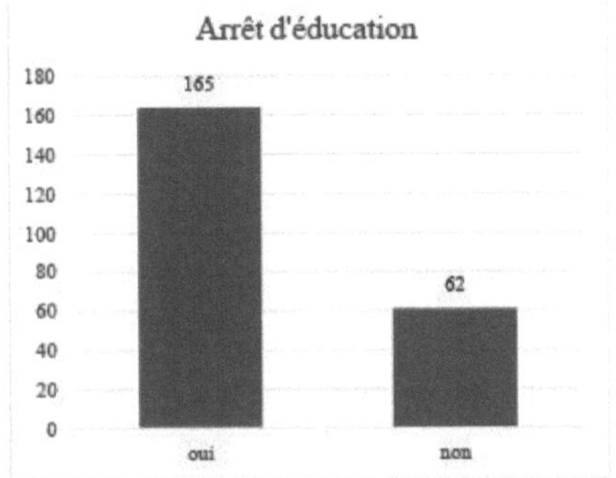

Figura 76: Repartição da população de acordo com a cessação da reabilitação.

- Repartição da população por situação financeira :

Mais de metade da população inquirida 54% (182 pessoas) eram

Qa serão financiados durante o período Covid-19. (Quadro 48 e Figura 77)

Quadro 48: Repartição da população por situação financeira.

Financeiramente :	Número	Percentagem
Qa va	182	54%
Estava à vontade	66	20%
Não o pode fazer sem se endividar.	12	4%
É difícil de fazer	75	22%
Total	335	100%

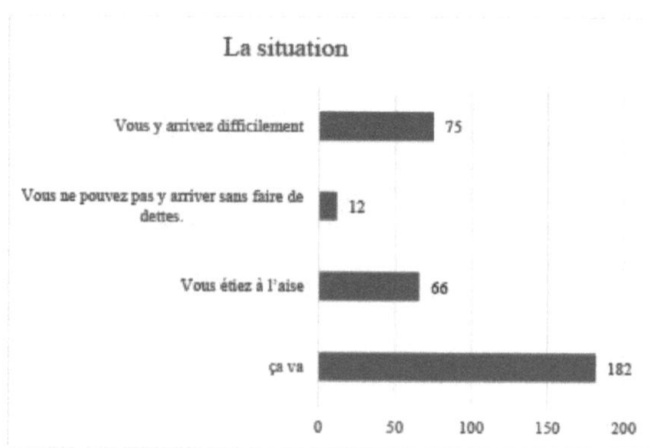

Figura 77: Rëpartição da população por situação financeira.

- Distribuição da população de acordo com o impacto da Covid-19 na situação familiar :

A Covid-19 não teve impacto na situação familiar da maioria da população (97%). (Quadro 49 e figura 78)

Quadro 49: Distribuição da população de acordo com o impacto da Covid-19 na situação familiar

Situação familiar	Força de trabalho	Percentagem
Sem impacto	324	97%
Gerir	8	2%
Divórcio	3	1%
Total	335	100%

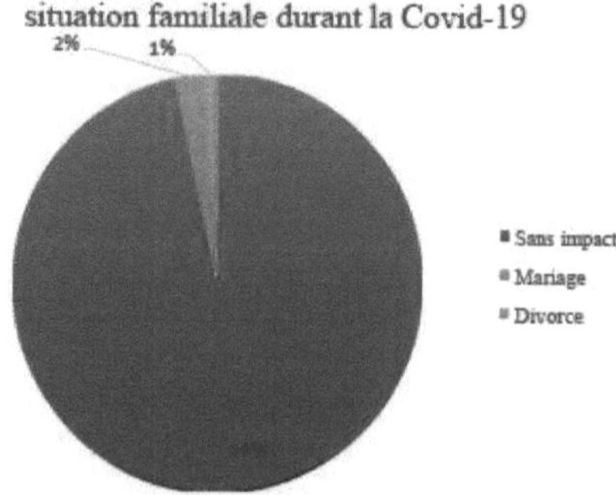

Figura 78: Rëpartição da população de acordo com 1 impacto da Covid-19 na situação familiar.

- Repartição da população por número de novos nascimentos

78

durante o Covid :

Entre 116 pessoas casadas antes do período de Covid, 43% (50 pessoas) tiveram filhos durante a pandemia de Covid-19, e 57% responderam negativamente. (Tabela 50 e figura 79).

Quadro 50: Repartição da população por número de novos nascimentos

Novo nascimento	Força de trabalho	Percentagem
Sim	50	43%
Não	66	57%
Total	116	100 %

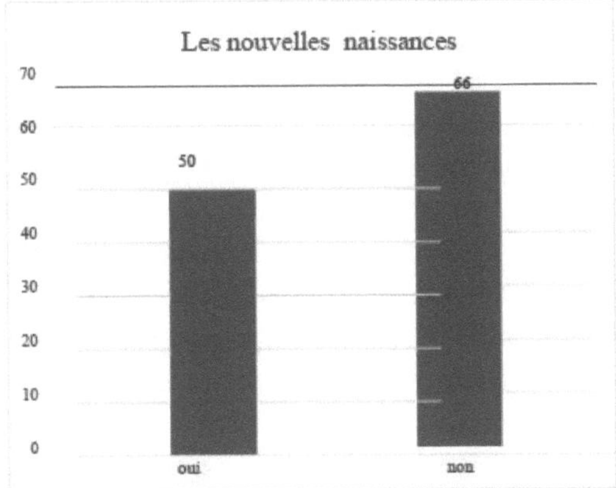

Figura 79: Rëpartição da população de acordo com o número de novos nascimentos.

VI.3.3. Discussão

A. Dados descritivos da população

O nosso estudo foi efectuado através de um questionário destinado à população em geral, representando 335 indivíduos. Verificou-se um claro predomínio das mulheres (72%) em relação aos homens (28%), o que corresponde a um rácio entre mulheres e homens de 2,56.

De acordo com um estudo da San Jose State University, foi demonstrado que as mulheres são mais propensas a participar em inquéritos em linha do que os homens [128]. Tal como acontece com os métodos de inquérito tradicionais, as mulheres respondem em proporções mais elevadas do que os homens [129]. [129]

As mulheres podem estar mais à vontade com a comunicação e sentir-se mais confiantes para exprimir as suas opiniões; além disso, podem sentir-se mais motivadas para partilhar as suas ideias e experiências, especialmente sobre assuntos que lhes dizem diretamente respeito.

A faixa etária do estudo variava entre menos de 18 e mais de 50 anos. A maioria

(62%) situa-se na faixa etária dos 18 aos 30 anos.

Os jovens são mais activos nos inquéritos do que os idosos. Isto pode dever-se a várias razões: os jovens podem ter mais tempo livre e maior flexibilidade de horários, o que lhes facilita a participação nos inquéritos. Por outro lado, as pessoas mais velhas podem ter compromissos familiares, responsabilidades profissionais ou problemas de saúde que limitam a sua disponibilidade para participar nos inquéritos. As pessoas mais velhas podem sentir-se menos à vontade com a tecnologia e ser menos propensas a utilizar a Internet.

Dos 335 inquiridos, os habitantes de El Taref e Annaba foram os que mais responderam ao questionário, com percentagens de 34% e 32%, respetivamente. Isto explica-se pela proximidade dos entrevistadores e pelo facto de se tratar de grandes wilayas situadas em zonas fronteiriças com a Tunísia.

Quanto ao nível de instrução, 77% dos inquiridos tinham um nível de instrução superior. Em geral, as pessoas com mais habilitações são mais propensas a participar em inquéritos do que as pessoas com menos habilitações [128].

As pessoas com um nível de educação mais elevado têm frequentemente uma melhor compreensão do inquérito e da sua importância e podem sentir-se mais à vontade para se exprimirem e comunicarem as suas opiniões de forma clara e coerente. Podem estar mais bem equipadas para compreender as questões colocadas no inquérito e dar respostas mais pormenorizadas.

Mais de metade da população estudada (65%) é solteira. As pessoas solteiras podem ter mais tempo livre do que as pessoas casadas, especialmente as que têm responsabilidades familiares.

Em termos de categoria socioprofissional, 50% dos inquiridos eram estudantes, o que reflecte a faixa etária mais elevada do nosso inquérito.

78% dos nossos inquiridos não tinham uma doença crónica, o que explica o facto de a maioria dos jovens estar de boa saúde e não ter doenças subjacentes (91%).

De acordo com a OMS, as doenças cardíacas continuam a ser a principal causa de morte; a diabetes e a demência estão no top 10 [130]. No nosso inquérito, as doenças cardiovasculares e a diabetes predominaram, representando 26% e 22%, respetivamente, de todas as doenças crónicas.

B. Envolvimento e tratamento da Covid-19

99% das pessoas inquiridas tinham sido afectadas pela Covid-19 (Figura 41 e Figura 45). O Sars-CoV-2 responsável pela doença contagiosa Covid-19, O número de casos confirmados na Argélia, até 19 de maio de 2023, é de 271 751 e 6881 mortes. [131]

Existe um risco acrescido de reinfeção pela Covid-19, especialmente com a variante omicrónica [132]. De acordo com o estudo de Xiangying Ren, Jie zhou e outros, a sequência dos genes virais revelou que alguns doentes foram reinfectados por estirpes diferentes e outros pelas mesmas estirpes [133]. Este facto foi confirmado no nosso estudo, no qual 50% dos inquiridos foram infectados duas ou mais vezes com Covid-19.

A análise do quadro sintomatológico fornecido pelos nossos inquéritos revelou que a maioria dos doentes apresentava os seguintes sintomas evocativos, por ordem de incidência: astenia ou fadiga invulgar (13,8%), febre (13,52%) e tosse (9,69%).

De acordo com Douard e Jean-Francois, a maioria dos casos de Covid-19 apresenta-se como pneumopatias, com sintomas específicos: tosse, febre, dispneia, rinorreia, faringite e dor no peito. Também foram registados cefaleias, mialgias, arrepios e suores. [134]

Entre as pessoas com Covid-19, 31% apresentaram sintomas que duraram entre 6 e 10 dias, a maioria com sintomas ligeiros a moderados, que geralmente desapareceram após 1 a 2 semanas.

No nosso inquérito, 39% detectaram a doença utilizando testes de antigénio por várias razões: resultados rápidos, facilidade de utilização e são frequentemente menos dispendiosos do que os testes PCR.

62% dos inquiridos consultaram um médico para diagnóstico e confirmação da doença através de exames clínicos e testes de rastreio, para avaliar a gravidade dos sintomas, para obter aconselhamento sobre a gestão desses sintomas em casa e para obter aconselhamento sobre auto-isolamento e medidas de prevenção para evitar a transmissão do vírus a outras pessoas.

A maioria das pessoas toma vitaminas e suplementos minerais, analgésicos e antibióticos.

Certos suplementos vitamínicos, como a vitamina C, a vitamina D, o zinco e os antioxidantes, são conhecidos pelo seu papel no reforço do sistema imunitário, pelas suas propriedades antioxidantes e por actuarem sobre certos sintomas da Covid-19, como a fadiga e as dores musculares. Os analgésicos são utilizados para o tratamento sintomático da doença, e o uso de antibióticos tende a diminuir após algumas semanas de prática, devido à raridade das superinfecções bacterianas da Covid-19. [134]

83% dos inquiridos confirmaram ter utilizado plantas medicinais durante o tratamento da Covid-19. E 9a explicou que a medicina tradicional, e especialmente a fitoterapia, é considerada como um tratamento complementar ao tratamento convencional.

O cravinho, o tomilho e o gengibre, em conjunto, representaram 49% das plantas medicinais utilizadas pelos inquiridos com Covid-19 para tratar a doença. (Figura 51) Um estudo realizado por Ali Nadi e seus colegas mostrou que o tomilho (*Thymus Vulgaris*) era eficaz contra a Covid-19 e podia suprimir o TNF-alfa, a IL-6 e outras citocinas inflamatórias.

O extrato de tomilho actua também como inibidor das citocinas IL-1-beta e IL-8. [135]

63% das pessoas inquiridas não estão vacinadas contra a Covid-19 devido a desinformação e falsas crenças sobre as vacinas contra a Covid-19. Além disso, algumas pessoas podem ter dúvidas sobre a segurança e a eficácia destas vacinas. Os nossos resultados são confirmados por um estudo realizado na Tunísia em 2022. [136]

Um total de 75% das pessoas vacinadas contra a Covid receberam uma vacina chamada Coronavac, desenvolvida pela Sinovac, e a Vaxzevria (Astrazeneca) ficou em segundo lugar com 12%. Em primeiro lugar, a produção de vacinas anti-Covid começou em setembro de 2021 na Argélia, com as primeiras doses de "CoronaVac", a versão argelina da vacina chinesa Sinovac, a fim de acelerar a campanha nacional de vacinação[137]. [137]

Em segundo lugar, a vacina AstraZeneca/Oxford é a mais amplamente distribuída no mundo, uma vez que é administrada em três quartos dos países e territórios que vacinam [138]. Esta vacina de duas injecções tem a vantagem de poder ser armazenada num simples frigorífico. [139]

A Agence nationale de securite du medicament confirmou a existência de um risco "raro" de trombose atípica associada a esta vacina, sublinhando ao mesmo tempo que a sua relação benefício/risco permanecia "favorável". [140]

C. Sequelas orgânicas e psicossociais do Sars-CoV-2

- Resíduos orgânicos

Após a primeira semana de infeção pelo Sars-CoV-2, 82% dos infectados afirmaram que os seus sintomas tinham melhorado. De acordo com o nosso estudo, a maioria dos casos de Covid-19 eram agudos e ligeiros, não apresentavam doenças crónicas e tinham beneficiado de tratamento médico para aliviar os sintomas.

Segundo a OMS, a maioria das pessoas que contrai o vírus da Covid-19 recupera sem tratamento especial e em cerca de duas semanas. Embora algumas sofram "efeitos a longo prazo em vários sistemas do corpo, incluindo os sistemas pulmonar, cardiovascular e nervoso, bem como efeitos psicológicos" [141]. Isto é semelhante ao nosso estudo, em que o tempo de recuperação completa foi de 11 a 15 dias para 23% das pessoas, enquanto apenas 9% dos casos demoraram mais de 30 dias.

Segundo Dominique Salmon e colegas, cerca de 25-30% dos doentes com uma forma sintomática inicial de Covid-19 ainda apresentam sintomas 1 a 2 meses após o diagnóstico inicial, e 10-15% aos 6-8 meses. As mulheres foram as mais afectadas [142], o que é consistente com o nosso estudo. 52% das pessoas infectadas com Covid-19 ainda têm sintomas ou sinais da doença, com predominância das mulheres (69%).

De acordo com a coorte de doentes alemães da HAS e de Jessica SeeBle et al., um dos factores associados às formas prolongadas de Covid-19 é o sexo feminino[143][144].

A fadiga foi o sintoma mais frequente no nosso estudo, representando 70%. De acordo com a OMS, a fadiga é o sintoma mais prevalente [145], que pode ou não estar associado a outros sintomas e a uma sensação de falta de energia súbita (mal-estar pós-exercício). [146]

Segundo Dominique Salmon Ceron, trata-se de uma forma de fadiga que persiste após o episódio inicial ou que reaparece abruptamente em ondas após uma fase de melhoria. Esta fadiga, frequentemente importante, pode levar ao esgotamento e a uma redução substancial das actividades quotidianas, profissionais, sociais e pessoais [142]. Estes estudos confirmam os nossos resultados.

Segundo Dominique, os principais sintomas neurológicos encontrados durante a Covid Longa são cefaleias, geralmente de tipo tensivo, frequentemente posteriores, uni ou bilaterais, perturbações cognitivas, perturbações sensoriais, tonturas e perturbações do sono. [142]

Do mesmo modo, a HAS refere que os distúrbios do sono na Covid-19 prolongada podem incluir insónia, fragmentação do sono, o aparecimento de pesadelos e hipersónia [147]. A distribuição dos distúrbios pós-agudos da Covid-19 também inclui manifestações neurocognitivas, como problemas de concentração, problemas de atenção (bradipsiquia) e problemas de memória imediata, com uma percentagem de 45,1%, de acordo com o estudo de Dominique Salmon Ceron [146]. Este facto confirma os resultados do nosso estudo.

A dispneia é o sintoma pulmonar mais frequente da Covid-19 longa. Esta conclusão é consistente com a de outros estudos, como o estudo de perspectivas pós-Covid-19 realizado por Damienet e colegas (2022) em França, no Hospital Universitário de Amiens-Picardie: os sintomas persistentes após a infeção por Covid-19 variam [148][149]. Em termos de sintomas respiratórios, a dispneia, particularmente a dispneia de esforço, é a mais comum.
[150]

No nosso estudo, observámos dois picos de sintomas cardiovasculares

Pós Covid-19: hipertensão e arritmias isto pode ser justificado pela frequência de doenças cardiovasculares na Argélia, mesmo antes do período Covid, de acordo com a figura 40. De acordo com D. SAUMON CERON e colegas, os sintomas cardio-torácicos incluem, por ordem de frequência, dispneia, taquicardia e dor no peito [151].

Foi demonstrado que a taquicardia é um sintoma comum associado à Covid longa, com 25-50% dos doentes numa clínica de uma equipa multidisciplinar terciária pós-Covid a relatarem taquicardia persistente ou palpitações. [152]

De acordo com um estudo americano que envolveu mais de 150.000 pacientes infectados, as pessoas que contraíram a Covid-19 têm um risco 55% maior de desenvolver uma doença cardiovascular no ano seguinte à infeção. Mais especificamente, as pessoas afectadas tinham 72% mais probabilidades de sofrer de doença coronária, 63% mais probabilidades de sofrer um ataque cardíaco e 52% mais probabilidades de sofrer um acidente vascular cerebral. [153]

A gastrite é o sintoma digestivo mais abundante, que era um sintoma muito frequente mesmo antes da Covid, devido aos maus hábitos alimentares da população argelina e ao estilo de vida stressante, seguido da dor digestiva, da obstipação e da diarreia, que foi subestimada pela população argelina porque não estabeleceu a ligação entre a diarreia e a Covidlonga. No entanto, de acordo com a HAS, a diarreia crónica é o sintoma digestivo mais frequente da Covid longa (cerca de 6-10% dos doentes). [154]

O nosso inquérito revelou que a dor nas articulações é o sintoma mais frequente de Covid long, seguido de mialgia. Esta dor pode dever-se a uma inflamação, tendinite ou artrite.

De acordo com os HUG, as dores musculares ocorrem doze meses após a infeção pelo Sars-CoV-2 em 7,3% dos casos e as dores articulares em 3% dos casos. [155]

Um grande estudo canadiano publicado revelou que as dores musculares e articulares estavam entre os principais sintomas comunicados [156]. Os resultados deste estudo são consistentes com vários outros estudos efectuados em todo o mundo. [157]

De acordo com Lolona Ramanantsoa, uma médica de clínica geral, os sintomas da Covid longa incluem problemas oculares: lacrimejo, fadiga ocular e visão turva [158]. No nosso inquérito, a redução da acuidade visual foi o sintoma mais frequente, seguido da fadiga ocular.

Os resultados do inquérito mostraram que a diabetes é o sintoma endócrino mais comum observado, o que nos permite estabelecer que a Covid-19 é diabetogénica.

Estudos demonstraram igualmente que, para além de provocar lesões pulmonares, a Covid-19 parece ser responsável pelo aparecimento de diabetes num certo número de indivíduos saudáveis: de acordo com o trabalho de Liu et al, 17% dos seus pacientes com Covid-19 grave apresentavam lesões pancreáticas. Os autores relataram também que o pâncreas é muito rico em ACE2, uma proteína expressa nas duas glândulas exócrinas e nas Hots do pâncreas e utilizada como ponto de entrada viral. O nível de expressão da ACE2 é ligeiramente superior no pâncreas. Isto sugere que o Sars-CoV-2 pode ligar-se à ACE2 no pâncreas de indivíduos não diabéticos, destruindo as suas células e causando diabetes nesses indivíduos. O Sars-CoV-2 seria, portanto, diabetogénico. Os autores acreditam que pode agravar a inflamação sistémica, desempenhar um papel no desenvolvimento da síndrome de dificuldade respiratória ждиё e até causar pancreatite crónica. [159]

Uma análise global realizada em 2020 por Thirunavukkarasu Sathish, investigador em saúde populacional na Universidade McMaster, no Canadá, mostrou que 15% dos pacientes com uma forma grave de Covid-19 também desenvolveram diabetes. No entanto, admite que "este número é provavelmente mais elevado nas pessoas em risco, como os pré-diabéticos". Um estudo realizado em 2021 por Paolo Fiorina, endocrinologista da Harvard Medical School, indicou que, em Itália, de 551 pacientes hospitalizados na sequência da Covid-19, quase metade ficou hiperglicémica[160]. [160]

A perda do paladar e do olfato é o sintoma mais comum observado durante e após a Covid, de acordo com a figura 65. De acordo com uma revisão efectuada por Nanki Hura BS de 552 artigos candidatos iniciais, 36 estudos com dados relativos a 2183 doentes com disfunção olfactiva pós-viral. [161]

Noutro estudo de 292 doentes que consultaram por sintomas prolongados, a anosmia/disgeusia foi o 10º sintoma mais frequente de Covidlong. [162]

De acordo com um estudo britânico publicado na revista científica *The Lancet*, apenas 17% dos doentes infectados com Omicron perderam o paladar e o olfato (em comparação com 53% com a variante Delta) [163]. Este facto permite-nos concluir que a variante Delta é a principal causa da perda do paladar e do olfato.

- Efeitos psíquicos

Em comparação com o período pré-Covid, a frequência de perturbações psicológicas aumentou, como mostram as Figuras 66 e 67, sendo a ansiedade e a depressão os sintomas mais frequentes (Figura 68).

O confinamento, a perda de familiares, o sofrimento psicológico ligado à doença de um parente próximo, sobretudo idoso, e a todos os problemas médicos que lhe estão associados, os maus cuidados prestados aos doentes, a escassez de medicamentos pesados e de oxigénio, a saturação das instalações médicas, nomeadamente durante os picos imprevisíveis, são algumas das dificuldades que favorecem o aparecimento destes sintomas. Para outros, o problema das baixas médicas temporárias ou permanentes foi a principal causa do seu sofrimento.

Durante a pandemia, quando o mundo se viu confrontado com uma paragem ou um abrandamento das actividades quotidianas e se praticou o distanciamento social para reduzir as interacções inter-humanas, os profissionais de saúde seguiram geralmente a direção oposta. Com a procura de cuidados de saúde a crescer exponencialmente, estes profissionais são confrontados com longos turnos de trabalho, muitas vezes com recursos insuficientes e infra-estruturas instáveis.

Além disso, muitos profissionais podem sentir-se mal preparados, especialmente porque os dados sobre o vírus são insuficientes e não existe um protocolo ou tratamento bem estabelecido para intervenções clínicas em doentes infectados com este novo vírus, bem como uma preocupação com a auto-inoculação e a possibilidade de transmitir o vírus a familiares, amigos ou colegas. Estes factores podem levar a várias perturbações psicológicas, como o stress, a irritabilidade e a ansiedade.

Em 2020, estudos anteriores mostraram que as epidemias e os surtos de doenças são seguidos de impactos psicossociais drásticos, que acabam por se tornar mais generalizados do que a própria epidemia. Como resultado desta pandemia, já foram observados elevados níveis de ansiedade, stress e depressão na população em geral. [163]

Uma meta-análise de 19 estudos (11 324 doentes) registou, 3-6 meses após o episódio inicial, uma incidência de 23% para os sintomas de ansiedade e de 12% para os sintomas depressivos. [165]

Apesar da frequência significativa de perturbações mentais durante a Covid, apenas 8% dos inquiridos tomaram medicação psicotrópica, por várias razões: algumas pessoas preferem gerir as suas perturbações mentais sem medicação e optam por se concentrar em técnicas de adaptação e mudanças no estilo de vida para gerir os seus sintomas. Além disso, preferem evitar os pesados efeitos secundários da medicação psicotrópica.

Após o período da Covid-19, a frequência das perturbações mentais diminuiu. Este facto pode ser atribuído ao desaparecimento quase total da doença e ao levantamento do confinamento pelo governo. Como resultado, as pessoas retomaram a sua vida normal.

Apesar da redução destas perturbações, elas não desaparecem completamente e a 9a máscara de Covid permanece longa e o sintoma mais frequente continua a ser

Eu sou ansioso.

- Questões sociais

Por causa da Covid-19, a maioria da população inquirida interrompeu as suas actividades quotidianas na sequência do confinamento obrigatório e necessário que visava proteger a saúde pública e limitar a propagação da pandemia, pondo em prática numerosas medidas para evitar ajuntamentos, tais como o encerramento de estabelecimentos públicos (creches, bibliotecas, pavilhões desportivos...), a restrição das viagens internacionais e nacionais, o cancelamento de eventos (concertos, festivais, conferências...).

Desde março de 2020, a pandemia de coronavírus (Covid-19) provocou mudanças significativas na vida quotidiana dos indivíduos e das comunidades. A aplicação de medidas sanitárias, como o encerramento de escolas e a redução dos contactos sociais, provocou perturbações nas relações interpessoais, bem como nas esferas do trabalho e do estudo[166].

Uma grande parte da população deixou de trabalhar temporariamente, especialmente durante o confinamento. No entanto, uma minoria deixou de trabalhar permanentemente, tendo muitas indústrias sido afectadas por encerramentos e medidas de distanciamento social, o que resultou num grande número de perdas de postos de trabalho em sectores como a hotelaria, a restauração, as viagens e o turismo.

Os trabalhadores independentes e os trabalhadores ocasionais são também particularmente afectados, tal como os trabalhadores do sector dos eventos e do entretenimento: o cancelamento de eventos e o encerramento de teatros, cinemas e parques temáticos tiveram um impacto devastador nos trabalhadores deste sector, incluindo artistas, técnicos e seguranças.

Enquanto alguns doentes regressam a uma vida normal em poucos meses, outros continuam sem trabalhar porque as tentativas de regresso demasiado rápido ao trabalho são frequentemente infrutíferas. De acordo com a coorte de acompanhamento dos doentes que nos consultaram devido a sintomas prolongados, apenas 5% foram hospitalizados devido à

Covid-19 inicial, um ano depois, apenas 50% tinham regressado ao trabalho a tempo inteiro, 30% tinham conseguido regressar ao trabalho a tempo parcial, enquanto 20% não tinham conseguido regressar ao trabalho. [167]

Entre os que perderam o emprego de forma permanente, alguns encontraram outro trabalho, especialmente no sector público ou privado (Figura 73), e o teletrabalho foi o menos afetado, ao contrário de outros países como o Canadá (Figura 74). Esta situação reflecte a falta de cultura da população argelina neste domínio, em comparação com outros países.

De acordo com Tremblay e os seus colegas, foram também desenvolvidas novas formas de trabalho e de colaboração entre colegas e entre organizações em vários sectores no Canadá. O recurso ao teletrabalho e à videoconferência é o principal exemplo, mas podem também surgir outras novas práticas. [168,169]

Na sequência da pandemia, a educação foi interrompida em vários países, incluindo a Argélia, e muitos países encerraram as suas escolas durante longos períodos. Este facto provocou grandes perturbações na aprendizagem dos alunos.

A falta de concentração associada ao ensino à distância também foi referida, tendo um estudante afirmado que tinha de se esforçar muito mais para conseguir prestar atenção. Os estudantes de programas em que o trabalho prático é parte integrante da formação (por exemplo, bombeiros, fisioterapeutas) também foram afectados porque os cursos em linha não permitiam a componente prática. [166]

A maioria da população tinha boas condições financeiras e o facto de poderem descansar durante a Covid significava que alguns deles conseguiam gerir bem o seu tempo e o seu orçamento.

É de notar que houve um aumento dos nascimentos durante a pandemia. Este aumento pode ser explicado pelo facto de algumas pessoas terem passado mais tempo em casa devido ao trabalho remoto e ao confinamento, o que pode ter favorecido a conceção.

Conclusão

A Covid-19 é uma doença infecciosa causada pelo novo vírus Sars-Cov-2, que se espalhou rapidamente pelo mundo e é transmitida direta ou indiretamente entre pessoas.

A pandemia teve um impacto considerável na população mundial desde que surgiu no final de 2019. A pandemia teve consequências importantes para a saúde física, mental e social das pessoas afectadas.

O coronavírus pode causar uma série de sintomas, desde ligeiros a graves e mesmo fatais. No entanto, é importante notar que alguns indivíduos podem ser infectados de forma assintomática, o que torna a propagação do vírus ainda mais difícil de controlar. Os resultados do inquérito mostram que a grande maioria das pessoas inquiridas foi afetada pela doença ou teve familiares próximos afectados. Além disso, existe um risco acrescido de infeção, sobretudo com a variante omicrónica. Os sintomas mais frequentemente observados são a fadiga, a febre, a tosse, a dor de garganta, as dificuldades respiratórias e a perda do paladar ou do olfato.

A duração dos sintomas é variável, mas a maioria das pessoas apresenta sintomas ligeiros a moderados que, em geral, desaparecem após 1 a 2 semanas.

O tratamento médico envolve frequentemente uma consulta com um médico para diagnóstico, exame clínico e aconselhamento sobre o controlo dos sintomas e medidas preventivas. Os tratamentos mais comuns incluem vitaminas, suplementos minerais, analgésicos e antibióticos. Além disso, muitas pessoas recorrem à fitoterapia, utilizando plantas medicinais como o cravinho, o tomilho e o gengibre.

O impacto da pandemia de Covid-19 na saúde tem sido geralmente monitorizado através da comunicação do número de casos, hospitalizações e mortes. Mas a morte não é a única consequência negativa importante da infeção pelo Sars-CoV-2. Tem-se tornado cada vez mais claro que muitos doentes, mesmo aqueles com casos ligeiros, podem desenvolver sintomas duradouros que podem ter consequências incapacitantes para as pessoas afectadas. Estes doentes relatam uma grande variedade de sintomas.

As sequelas orgânicas e psicossociais causadas pelo vírus Sars-CoV-2 são problemas persistentes e complexos, levando a uma redução significativa das actividades diárias.

As sequelas orgânicas incluem uma variedade de sintomas que podem durar vários meses ou mesmo mais. Entre os sintomas persistentes, a fadiga é o mais frequente, seguida de perto pelos sintomas neurológicos, como a cefalalgia, o défice cognitivo e as perturbações do sono. No que diz respeito aos sintomas pulmonares, a dispneia, sobretudo durante o esforço, é um sintoma predominante nas pessoas com Covid de longa duração.

Os sintomas cardiovasculares, como a hipertensão e as arritmias, podem ser exacerbados após a infeção com a Covid-19, e os doentes que contraíram a Covid-19 tinham um risco acrescido de desenvolver doenças cardiovasculares, como a doença coronária, o ataque cardíaco e o acidente vascular cerebral.

A gastrite, a dor digestiva, a obstipação e a diarreia são os sintomas digestivos mais frequentemente observados.

Estão igualmente presentes sintomas músculo-tendinosos, nomeadamente dores articulares e musculares. Estas dores podem ser atribuídas a uma inflamação, a uma tendinite ou a uma artrite.

Os resultados do inquérito revelam que a diabetes é um sintoma frequente em doentes com covid-19 de longa duração, o que indica que a doença tem um efeito diabetogénico, e que a covid-19 é a causa do aparecimento de diabetes em vários indivíduos saudáveis.

Foram também observados sintomas oculares em alguns doentes.

Além disso, a perda do paladar e do olfato é um sintoma comum durante e após a Covid-19, particularmente com a variante Delta.

As sequelas psicossociais são também motivo de preocupação, com um aumento da frequência de perturbações mentais como a ansiedade e a depressão. Entre os factores que contribuem para esta situação contam-se o confinamento, a perda de entes queridos, o sofrimento psicológico ligado à doença de um familiar, os cuidados médicos deficientes e as dificuldades socioeconómicas, como a perda de emprego.

A pandemia de Covid-19 teve um impacto em todos os aspectos da vida quotidiana. As medidas de confinamento obrigatório obrigaram as pessoas a interromper as suas actividades habituais. Em termos de emprego, muitos postos de trabalho foram temporária ou permanentemente perdidos, especialmente em sectores como a hotelaria, a restauração e o turismo. Alguns doentes de longa data com Covid também tiveram dificuldade em regressar ao trabalho a tempo inteiro devido ao prolongamento dos sintomas.

A educação também foi gravemente afetada, com o encerramento de escolas e a adoção do ensino à distância, o que provocou dificuldades de aprendizagem e falta de concentração dos alunos.

No que diz respeito à situação financeira, embora a maioria da população tenha conseguido gerir o seu orçamento durante este período, algumas pessoas foram afectadas por dificuldades financeiras devido à perda de empregos.

O estudo foi realizado durante um curto período de tempo, o que significa que devem ser antecipados outros efeitos indesejáveis, que surgem a longo prazo e que podem agravar-se com a idade, o historial e os factores de risco dos doentes que contraíram Covid.

O nosso trabalho deu origem às seguintes perspectivas

- Procurar a(s) causa(s) dos sintomas prolongados: a persistência viral é a regra ou é ocasional? Em que células é que o vírus persiste e que perturbações provoca? Que biomarcadores imunológicos, genéticos, inflamatórios ou histológicos caracterizam esta infeção prolongada?

- Avaliar as intervenções (farmacológicas, psicológicas, de reabilitação) que se revelaram eficazes noutras doenças semelhantes, com vista à sua aplicação no caso do Coronavírus.

-    Identificar novas intervenções terapêuticas e preventivas específicas para estes sintomas prolongados;

-    Incluir os doentes com Covid-19 de longa duração e as associações de doentes como parceiros na agenda de investigação e na criação de estruturas de cuidados e, em seguida, garantir que estes doentes são devidamente acompanhados.

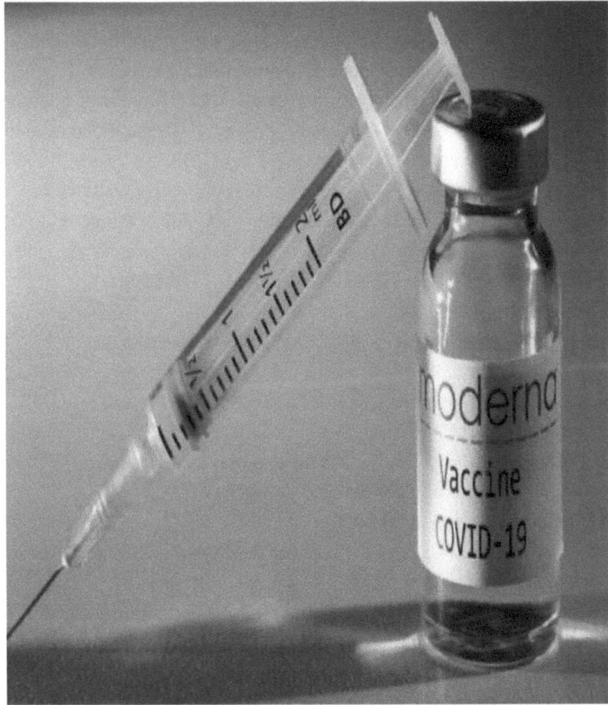

Figura 80. ®Exemplo de vacina contra a Covid-19, Moderna Spikevax .

Referências

1- Jie Cui, F. L.-L. (março de 2019). Origem e evolução do coronavírus patogénico. *Revisão da natureza Microbiologia*.

2- Ksiazek TG, E. D. (maio de 2003). Um novo coronavírus associado à síndrome respiratória aguda grave. *N Engl J Med*.

3- Zaki AM, v. B. (2012). Isolamento de um novo coronavírus de um homem com pneumonia na Arábia Saudita.

4- Wong G, L. W. (2015). MERS, SARS e Ebola: O papel dos superdisseminadores na doença infecciosa. *Micróbio hospedeiro de células*.

5- Guan Y, Z. B. (2003). Isolamento e caraterização de vírus relacionados com o vírus corona da SRA em animais do sul da China. *Science*.

6- Azhar EI, E.-K. S.-S. (2014). Evidência de transmissão de camelo para humano do coronavírus MERS. *N Engl JMed*.

7- Zhu N, Z. D. (2020). Um novo coronavírus de pacientes com pnneumonia na China 2019.

8- Wu Y, H. W. (2020). SARS-CoV-2 é um nome apropriado para o novo coronavírus. *Lancet*.

9- Li Q, G. X. (26 de março de 2020). Dinâmica de transmissão precoce em Wuhan, China, da nova pneumonia infetada por coronavírus. *O novo jornal de medicina da Inglaterra*.

10- Okada P, B. R. (27 de fevereiro de 2020). Padrões de transmissão precoce da doença coronavírus 2019 (Covid-19) em viajantes de Wuhan para a Tailândia.

11- *OMS*. (2020, 12 de janeiro). Relatório de situação da OMS sobre o novo coronavírus (2019-nCov): https://www.who.int/emergencies/diseases/novel-coronavirus-2019/situation-reports.

12- China, Rëcupërë na OMS: https://covid19.who.int/region/wpro/country/cn

13- Li Yang Hsu, Po Ying Chia, Jeremy FY Lim (março de 2020) Pandemia, T. N.- C.-2.

14- *Discurso de abertura do Diretor-Geral da OMS na conferência de imprensa sobre a COVID-19 - 11 de março de 2020* (2020, 11 de março). OMS: https://www.who.int/diretor-general/speeches/detail/quem-é-o-diretor-geral-que-abre-as-observações-na-briefing-media-sobre-o-covid-19 11-março-2020

15- *Painel de controlo do Coronavírus (COVID-19) da OMS* (2023).OMS: https://covid19.who.int/

16-(2023). Rëcupërë sobre o nosso mundo em dados: https://ourworldindata.org/explorers/coronavirus-data-explorer?zoomToSelection=true&time=2020-03-01.latest&facet=none&country=~DZA&pickerSort=desc&pickerMetric=location&Metric =Confirmados+casos&Intervalo=7 day+rolling+average&Relative+to+Population=true&Col 17- Gouilh, A. V. Coronavirus.

18- Caroline LEFEUVRE, E. P.-M. (outubro de 2020). Aspectos virológicos e diagnóstico do coronavírus Sars-CoV-2. *Actualites pharmaceutiques*.

19- Kannan S, S. S. (2020). COVID-19 (Novo Coronavírus 2019) - tendências recentes. *Revista Europeia de Ciências Médicas e Farmacológicas*.

20- Claude, J. *Covid-19*. Babelio: https://www.dev.scienceenlivre.org/covid-19/

21- Kiyotani, Y. T. (2020). Variações genómicas do SARS-CoV-2 associadas à taxa de mortalidade da COVID-19. *Jornal de Genética Humana*, 1075-1082.

22- Alanagreh L, A. F. (2020). A doença do coronavírus humano Covid-19: sua origem, características e percepções sobre drogas potenciais e seus mecanismos. *Patogénicos.*

23- Jean-Daniel l.elievre, A. G.-D. (novembro de 2020). Aspectos imunológicos e virológicos da infeção por SARS-CoV-2. *HAS.*

24- Muhammad Adnan Shereen, S. K. (2020). Infeção por Covid-19: Emergência, transmissão e características dos coronavírus humanos. *Jornal de Pesquisa Avançada*, 91-92.

25-Boni, M. L. (2020). Origens evolutivas da linhagem de sarbecovírus SARS-CoV-2 responsável pela pandemia de Covid-19. *Nat Microbiol 5*, 1408-1417.

26-V. Bonny, A. M. (2020). Covid-19: fisiopatologia de uma doença multifacetada. *LaRevue deMedecine Interne,* 375-389.

27- Jianjian Wei PhD, Y. L. (2016). Propagação aérea de agentes infecciosos no ambiente interior. *Jornal Americano de Controlo de Infecções.*

28- G. Birgand, S. K.-C. (2022). Modos de transmissão do SARS-CoV-2: o que se sabe atualmente? *Medecine et Maladies Infectieuses Formation*, 2-12.

29- Lingli Zhou, Z. X. (2020). ACE2 e TMPRSS2 são expressos na superfície ocular humana, sugerindo suscetibilidade à infeção por SARS-CoV-2. *The Ocular Surface*, 537544.

30- Hasan K. Siddiqi, M. M. (2020). Doença de Covid-19 em estados nativos e imunossuprimidos: uma proposta de estadiamento clínico terapêutico. *A revista de Transplante de Coração e Pulmão.*

31- Pericas JM, H.-M. M. (7 de junho de 2020). Covid-19: da epidemiologia ao tratamento. *Jornal Europeu do Coração.*

32- Peiris S, M. H.-S. (abril de 2021). Achados patológicos em órgãos e tecidos de pacientes com Covid-19: uma revisão sistemática. *PLoS One.*

33- Polak SB, V. G. (novembro de 2020). Uma revisão sistemática dos achados patológicos em Covid-
19: uma cronologia fisiopatológica e possíveis mecanismos de progressão da doença. *Mod Pathol.*

34- Bach JF, B. P. (21 de junho de 2021). Covid-19: imunidade individual e de rebanho. *C R Biol.*

35- Bakkouri, A. D. (2020). Conhecimento atual de 1 imunopatologia de Covid-19. Revue marocaine de santë publique.

36- Blanco-Melo D, N.-P. B. (maio de 2021). mbalanced Host Response to SARS-CoV-2 Drives Development of Covid-19. *Célula.*

37- *Coronavírus e Covid-19 Do resfriado comum à síndrome respiratória aguda grave* (2022, 12 de maio). INSERM: https://www.inserm.fr/dossier/coronavirus-sars-cov-et-mers-cov/

38- Abderrahmane, J. (2021). Enfants et Covid19: Expënence de l'hopital tëre et enfant du CHU Mohammed VI de Marrakech. Estes para l'obtention du Doctorat en Mëdecine. Faculte de Mëdecine et de Pharmacie Marrakech.

39- Sebastien Hantz, (novembro de 2020). Diagnóstico biológico da infeção por Sars-CoV-2: estratégias e interpretação dos resultados. *Rev Francoph Lab.*

40- N.Z.Lazli, L. F. (2020). Estratégias terapêuticas na Covid-19: revisão da literatura. *Revista Argelina de Alergologia.*

41- Felsenstein S, H. J. (2020 junho). Covid-19: Imunologia e opções de tratamento. *Clin Immunol.*

42- Hidroxicloroquina. Banco de medicamentos: https://go.drugbank.com/drugs/DB01611

43- Hydroxychloroquine. National Center for Biotechnology Information. PubChem:https://pubchem.ncbi.nlm.nih.gov/compound/hydroxychloroquine#section= 2D-Structure

44- Coronavírus 2019 (Covid-19): hidroxicloroquina (n.d.). Organização Mundial de Saúde: https://www.who.int/fr/news-room/questions-and- answers/item/coronavirus-disease-(covid-19)-hydroxychloroquine.

45- Satarker, S. A. (2020). Hidroxicloroquina em Covid-19: Potencial mecanismo de ação contra SARS-CoV-2. *Curr Pharmacol Rep.*

46- *Cloroquina (1/2): A origem do quinino* (2020, 02 de maio). Recuperado de Science trivia: https://www.citethisforme.com/cite/sources/websiteautociteeval

47- *Cloroquina.* Banco de medicamentos: https://go.drugbank.com/drugs/DB00608

48- *Cloroquina.* PubChem: https://pubchem.ncbi.nlm.nih.gov/compound/2719

49- *O estado do consumo de cloroquina após a sua retirada.* Retirado de Learn Online: https://www.clicours.com/etat-de-la-consommation-de-la-chloroquine-apres-son-retirada/ 50- Hawa, D. M. (n.d.). Les differentes strategies therapeutiques impliques dans le controle et le traitement de l'ëpidëmie Covie-19. Thëse pour l'obtention du diplôme de master.AbdelhafidBoussouf-Mila Departement des Sciences de la Nature et de la Vie.

51- HAS. (18 de maio de 2020). Relatif a l'usage des anti-infectieux dans le Covid-19. 52- Durand, C. L. (2022). *DOROSZ Guide pratique des medicaments.* Maloine.53- Anthony C Moffat, M. D. (2011). *A análise de Clarke sobre drogas e venenos.*

54- Damle B, V. M. (agosto de 2020). Perspectivas de farmacologia clínica sobre a atividade antiviral da azitromicina e uso em COVID-19. *Clin Pharmacol Ther.*

55-TRAORE Boubacar, T. B. (junho de 2020). COVID-19: Prisão em carga terapêutica. Revista Marocaína de Saúde Pública.

56- Bermejo-Martin JF, K. D. (abril de 2009). Macrolides for the treatment of severe respiratory illnesscaused by novel H1N1 swine influenza viral strains. *J Infect Dev Ctries.*

57- *Amoxicilina.* PubChem https://pubchem.ncbi.nlm.nih.gov/compound/amoxicil

58- *Beta-lactâmicos | Estrutura | Mecanismo de ação | Espectro de atividade* (s.d.). Microbiologia clínica: https://microbiologie-clinique.com/beta-lactamine.html

59- Comission de transparance, c. d. (16 de fevereiro de 2022). *tocilizumab,ROACTEMRA 20 mg/mL,* solution a diluer pour perfusion nova indicação.

60- Remdesivir. PubChem: https://pubchem.ncbi.nlm.nih.gov/compound/12130401661- Morse JS, L. T. (02 de março de 2020). Aprendendo com o passado: possíveis opções urgentes de prevenção e tratamento para infecções respiratórias agudas graves causadas por 2019-nCoV. *Chembiochem.*

62- Centro Nacional de Informação Biotecnológica. Base de dados de compostos PubChem: https://pubchem.ncbi.nlm.nih.gov/compound/Lopinavir- and- ritonavir

63- *KALETRA.* Vidal: https://www.vidal.fr/medicaments/gammes/kaletra-18372.html 64-HCSP. (23 de julho de 2020). Relatório relativo a l'actualisation de la prise en charge des patients atteints de Covid-19.

65- Cientista, A. d. (2022, 19 de julho). Covid-19, vivendo com variantes; a pandëmie não acabou melhor antecipar.

66- *Nirmatrelvir.* PubChem: https://pubchem.ncbi.nlm.nih.gov/compound/Nirmatrelvir

67- Ferreira JC, R. W. (17 de dezembro de 2020). Caracterização bioquímica e biofísica da principal protease, 3-chymotrypsin-like protease (3CLpro) do novo coronavírus SARS- CoV-2. *Sci Rep.*

68- ®Resposta rápida à Covid-19, tratamento com Paxlovid para pacientes em risco de formas graves de Covid-19. (20 de janeiro de 2020). *HAS.*

69-Yousra KHERABI, F.-X. L.-S. (2022). Covid-19: les therapeutiques. *Medecine et Maladies Infectieuses Formation*, 13-23.

70- OMS. (02 de setembro de 2020). Corticosteróides para o tratamento da COVID-19.

71- *Cortisona e corticoldes.* http://tice.ac-montpellier.fr/ABCDORGA/Family5/CORTICOIDS.htm

72- Vigilância de medicamentos Covid-19. (fevereiro de 2021). *HAS.*

73- Dexamethasone KALCEKS 4mg/ 1 ml, solução injetável para perfusão - Disponibilidade de um genérico . (16 de fevereiro de 2022). *HAS.*

74- *Anakinra: Indicação, dosagem, efeito colateral, precaução - MIMS Malásia* (n.d.). rhttps://www.mims.com/malaysia/drug/info/anakinra

75- Covid-19: autorização de acesso precoce a um tratamento profilático (s.d.). Alta Autoridade de Saúde.

76- ANSM, (2021, março). Protocolo de utilização terapêutica e recolha de informações para Bamlanivimab e Etesevimab.

77- HAS. (agosto de 2021). Ronapreve Solução para diluir para perfusão intravenosa ou solução para injeção subcutânea.

78- Garrec, S. &. (1994). Paracetamol. Internat.

79- Mecanismos de ação e toxicidade do acetaminofeno: toxicologia clínica (s.d.). INSPQ: https://www.inspq.qc.ca/toxicologie-clinique/mecanismes-d-action-et-de-toxicidade do acetaminofeno

80- Christophe Mallet, D. A. (2012). Paracëtamol: um ancestral com futuro. *Terapias.*

81- Davenne E, G. J.-B. (2020). Coronavírus e Covid-19: uma atualização sobre uma pandemia desenfreada. *RevMed Liege.*

82- Rothuizen, L. E. (2020). Tratamentos que agravam a infeção por Covid-19: realmente? *Rev Med Suisse.*

83- Pëters P, S. M. (2020). Coagulopatias, risco trombótico e anticoagulação em Covid-19. *Rev Med Liege.*

84- Couvreur, P., & Louvard, D. (2021). Covid-19 e drogas: fisiopatologia e abordagens terapêuticas. *Comptes Rendus. Biologias.*

85- *Vitamina D - Definição e explicações.* (n.d.).Techno: https://www.techno-science.net/glossary-definition/Vitamin-D.html

86- Vitamina D e Covid-19. (2020). *Boletim da Academia Nacional de Medicina.*

87- Naima Taqarort, S. C. (2020). Vitamina D e risco de infecções respiratórias agudas: influenza e Covid-19. *Nutrição Clínica e Metabolismo.*

88- *Estrutura molecular da vitamina C por Greg Williams / Science Photo Library.* (n.d.). Rëcupërë on Fine Art America: https://fineartamerica.com/featured/1-molecular- structure-of-vitamin-c-greg-williamsscience-photo-library.html

89- Komal, J. K. (2022). O papel da vitamina C: da prevenção da pneumonia ao tratamento da Covid-19. *Materiais Hoje: Actas.*

90- Safieh Firouzi, N. P. (2022). O efeito da suplementação de vitamina C e Zn no sistema imunológico e nos resultados clínicos em pacientes com COVID-19. *Nutrição Clínica Ciência Aberta.*

91- Vacinas contra a Covid-19: perguntas e respostas. (29 dë dezembro de 2020). *SPILF.*

92- *Lista de   vacinas*. As minhas vacinas.net:
https://www.mesvaccins.net/web/vaccines?utf8=%E2%9C%93&name_or_disease=dis   eas
e&searchby-name=&search-by-disease=57&commit=Chercher&search-by-
age=&age_unit=years

93- Akrout, A. (2004). Etude des huiles essentielles de quelques plantes pastorales de la region de Matmata -Tunisie-.

94- Hasan A, B. P. (janeiro de 2020). Artemisia herba-alba pode ser útil para gerenciar Covid-19 e comorbidades? *Moléculas.*

95- *Absinto branco* (2021, 25 de outubro). en.nina.az: https://www.wiki3.fr-en.nina.az/Armoise_herbe_blanche.html

96- *Thujone.* PubChem: https://pubchem.ncbi.nlm.nih.gov/compound/10931629

97-l.*8-Ciiieol-d3*. Rëcupërë na PubChem:
https://pubchem.ncbi.nlm.nih.gov/compound/4678102898- *Hispidulina.* PubChem:
https://pubchem.ncbi.nlm.nih.gov/compound/5281628

99- MERRADI Massika, O. K. (2021). La guerissions a base de 1 Armoise blanche en medecine traditionnelle dans les Aures (Aigene) -Etude anthropologique-. *tributaries JOURNAL.*

100-OUIBRAHIM Amira (2015). Avaliação do efeito antimicrobiano e antioxidante de três plantas aromáticas (Laurus nobilis L., Ocimumbasilicum L. e Rosmarinus officinalis L.) do EstAlgerien. Tese para a obtenção de um diploma de Doutoramento (LMD). Faculte des sciences, Departement de Biologie.

101-Nabila Bourebaba, K. K.-G. (2021). O extrato etanólico de Laurus nobilis atenua a hiperglicemia e a resistência à insulina induzida pela hiperinsulinemia na linha celular HepG2 através da redução do stress oxidativo e da melhoria da biogénese mitocondrial - Possível implicação na farmacoterapia. *Mitocôndrias.*

102-Ikram, B. F. (2021). Efeitos antimicrobianos do extrato hidrometanólico de Laurus nobilis L. no crescimento de Staphylococus aureus. Estes para a obtenção do diploma de Masteren biologie. Laboratório de microbiologia do departamento de biologia sediado em SNV-Universidade de Mostaganem.

103-Siham Saleh Al-Abri, S. A.-S. (2022). Análise da composição e atividade antimicrobiana do óleo essencial das folhas de Laurus nobilis cultivadas em Omã. *Jornal de Bioresources e Bioproduto.*

104-Annelise Lobstein, F. C.-M. (2017). Óleo essencial de louro. *Actualites Pharmaceutiques.*

105-*Louro nobre - Virtudes, benefícios e utilizações - Guia prático* (2020, 26 de junho). Doctonat: https://doctonat.com/laurier-noble/#usages-populaires

106-*Sementes pretas (Nigella sativa), biológicas* (s.d.). sementes estritamente medicinais: https://strictlymedicinalseeds.com/product/black-seed-nigella-sativa-seeds-organic/

107-Tiwari, P. &. (2019). Nigella sativa: Fitoquímica, Farmacologia e seu Potencial Terapêutico. *Revista de Investigação em Farmácia e Tecnologia.*

108-Eman R. Esharkawy, F. A. (2022). Potencial atividade antiviral SARS-CoV-19 in vitro do produto natural timohidroquinona e ditimoquinona de Nigella sativa. *Bioorganic Chemistry.*

109-Khanna, T. F. (2017). Estudos do SNC e analgésicos em Nigella sativa. *Fitoterapia.*

110-Aljabre SHM, R. M. (2005). Atividade antidermatófita do extrato etéreo de Nigella sativa e do seu princípio ativo. *Jornal de Etnofarmacologia.*

111-Anouar ABIDI, S. B. (2019). Propriedades farmacológicas e fisiológicas de Nigella Sativa L: Revisão da literatura. Revista FSB XVII 2019.

112-Ur Rehman, M. (2015). Nigella sativa: Monografia. *revista de farmacognosia e fitoquímica.*

113-Shabir Ahmad Mir, A. F.-H. (2022). Identificação de inibidores da polimerase de RNA dependente de RNA SARS-CoV-2 a partir dos principais fitoquímicos de Nigella sativa: uma abordagem in silico. *Saudi Journal of Biological Sciences.*

114-O que é a Nigella Sativa? Formas, nutrientes e efeitos na saúde. Disponível em: https://www.healthline.com/nutrition/what-is-nigella-sativa

115-*O que é eucalipto globulus* (s.d.). Recuperado de Deiti Natura: https://www.dieti-natura.com/plantas-ativas/eucalyptus-globulus.html/

116-*alfa-PINENO.* PubChem: https://pubchem.ncbi.nlm.nih.gov/compound/alpha- pinene

117- Hayat, U. &. (2015). Uma Revisão sobre Eucalyptus globulus: Uma Nova Perspetiva em Terapêutica. 118- Eucalyptus : ou le planter, entretien, multiplier (04/05/2022) Recupere sur le journal desfemmes : https://www.j ournaldesfemmes.fr/jardin/encyclopedie-des-plantes/2404698-eucalyptus/#:~:text=Ses%20fleurs%2C%20qui%20apparaissent%20au%20printemps%20ou%20e n,g%C3%A9n%C3%A9ralement%20comme%20huile%20essentielle%20pour%20d%C3%A9ga ger%20les%20bronches.

119- *Cravo: 208.591 imagens, fotos e imagens vectoriais de stock.* (n.d.). Obturador Stock: https://www.shutterstock.com/fr/search/clou-de-girofle

120- *Cravo.* (2017, janeiro 27). Doctissimo: https://www.doctissimo.fr/html/sante/phytotherapie/plante-medicinal/girofle.htm#composition-du-girofle

121- Iserin, P. (s.d.). *Enciclopédia das plantas medicinais.* La Rousse.

122- *Eugenol.* PubChem: https://pubchem.ncbi.nlm.nih.gov/compound/eugenol

123- *Cravo: propriedades, benefícios e contra-indicações.* (2022, 21 de janeiro). Informações hospitalares: Lexicon and medical news: https://www.informationhospitaliere.com/clou-de-girofle-proprietes-bienfaits-et- contra-indicações

124- Instituto Nacional para a Excelência em Saúde e Cuidados (NICE), R. C. (2020). *Diretriz rápida COVID-19: Gerenciando os efeitos a longo prazo da Covid-19.* Instituto Nacional de Excelência em Saúde e Cuidados: https://www.nice.org.uk/guidance/ng188

125- HAS. (2021). Symptoms prolongës suite a Covid-19 de l'adulte - Diagnostic et prise encharge.

126- Carvão ativado, uma pista contra formas longas de Covid (13 de junho de 2021). Rëponses Bio: https://www.reponsesbio.com/le-charbon-active-une-piste-contre-les- long-form-covid/

127- L Carl Brown, A. E. (2023). *Argélia. Britannica* https://www.britannica.com/place/Algeria

128- William G. Smith, P. (2008). Does Gender Influence Online Survey Participation? ARecord-linkage Analysis of University Faculty.

129- Underwood, D., Kim, H., & Matier, M. (2000). To Mail or To Web: Comparisons of SurveyResponse Rates and Respondent Characteristics (Para o correio ou para a Web:

comparações das taxas de resposta a inquéritos e características dos inquiridos). AIR 2000 Annual Forum Paper.

130- A OMS revela as principais causas de morte e incapacidade no mundo: 2000-2019. (2020). OMS.

131- *Estatísticas sobre a propagação do vírus Corona na Argélia.* elaph: https://elaph.com/coronavirus-statistics-in-algeria.html

132- *OMS. Monitorização das variantes do SARS-CoV-2* (2023, 3 30). OMS: https://www.who.int/fr/activities/tracking-SARS-CoV-2-variants

133- Xiangying Ren, J. Z. (2022, 22 de abril). *Reinfeção em pacientes com CO VID-19: uma revisão sistemática.* Link da Springer: https://link.springer.com/article/10.1186/s41256-022-00245-3

134- Faucherb, E. D.-F. (2020). Covid-19: aspectos clínicos e principais elementos de gestão. *Revue francophone des laboratoires.*

135- Ali Nadi, A. A. (2023). Thymus vulgaris, uma farmácia natural contra a Covid-19: Revisão Amolecular. *Jornal de Medicina Herbal.*

136- Ammar, A. (08/2022). Aceitabilidade da vacina Covid-19 na população tunisina. *Revue d'Epidemiologie et de Sante Publique.*

137- Alsahali, A. (2021, 9 29). *A Argélia desmantelou a produção de vacinas contra a Covid-19.*

RFI: https://www.rfi.fr/fr/afrique/20210929-l-alg%C3%A9rie-d%C3%A9marre-sits-production-of-vaccines-against-covid-19

138- *Coronavirus vaccines: more* than *a billion doses injected worldwide.* (n.d.). on HuffPost: https://www.huffingtonpost.fr/actualites/article/vaccins-contre-le-coronavirus-more-than-a-billion-doses-injected-around-the-world 180375.html

139-Pfizer; Sinopharm, Sputnik V... Que vacinas são utilizadas em todo o mundo! cnews: https://www.cnews.fr/monde/2021-02-01/pfizer-sinopharm-sputnik-v-what-vaccines-are-used-around-the-world-1041720

140- Reacções adversas à vacina vaxzevria (ASTRAZENECA). (janeiro de 2023). *ANSM*

141- *A* Organização Mundial de Saúde publica uma definição da doença pós-Covid-19 para ajudar no tratamento. Recuperado de Nações Unidas: https://news.un.org/fr/story/2021/10/1105862

142- Dominique SALMON CERON, B. D. (2022). Formas prolongadas de COVID-. 19 orCOVID longo: formas clínicas e gestão. *Formação em Medicina e Doenças Infecciosas.*

143- SeeBle Jessica, W. T. (1 de abril de 2022). Sintomas persistentes em pacientes adultos 1 ano após a doença por coronavírus 2019 (COVID-19): Um estudo de coorte prospetivo. *Doenças Infecciosas Clínicas.*

144- *Sintomas prolongados após a Covid-19 em adultos - Diagnóstico e gestão* .(2021, fevereiro 12). Haute autorite de sante: https://www.has-sante.fr/icms/p 3237041/en/symptomes-prolonges-suite-a-a-covid-19-de-l-adulte-diagnostic-et-prise-en-charge

145- OMS. (2021, 26 de março). *Informações mais recentes sobre os efeitos clínicos a longo prazo da* Covid-19.

146- Ceron, D. S. (2021, 19 de novembro). Actualites sur les aspects cliniques du Covid long *Colloque Spilf sur le Covid long.*

147- HAS. (2021). Manifestações neurológicas entre os sintomas prolongados da Covid-19.

148- Arnold D.T., H. F. (2021). O Comitê de Redação do Grupo de Estudo COMEBAC

Status Clínico de Quatro Meses de uma coorte de pacientes após a hospitalização por COVID-19. JAMA.

149- Huang C., H. L. Consequências de 6 meses do COVID-19 em pacientes com alta hospitalar: um estudo de coorte. Lancet. 2021 . 220-232.

150- Groff D., S. A. (2021). *PubMed Central (PMC)*. Recupere-se sobre as taxas de curto e longo prazo de sequelas pós-agudas da infeção por SARS-CoV-2. Uma revisão sistemática. JAMA NetwOpen.2021; disponível em:
https://www.ncbi.nlm.nih.gov/pmc/articles/PMC9122778/

151- CHERET, D. S. (2021). *Societe depathologie infectieuse de langue franqaise (SPILF)*. *https://doi*.org/10.1016Zj.mmifmc.2021.12.001

152- Stahlberg M, R. U. (2021). *Síndrome de taquicardia pós-Covid-19: fenótipo distinto da síndrome pós-aguda de Covid-19. Am J Med.*

153- Yan Xie, Evan Xu, Benjamin Bowe & Ziyad Al-Aly 07 de fevereiro de 2022 Nature Medicinevolume disponível em: https://www.nature.com/articles/s41591-022- 01689-3

154- *Sintomas digestivos entre os sintomas da Covid-19.* (2023, janeiro 19). www.has-sante.fr

155- Dor nas articulações: sintomas após Covid disponível em: rafael postcovid.ch

156- *Report-on-Long-Covid-Impact-Survey* (2021, 08 de junho). https://imgix.cosmicjs.com/d8d3d3b0-c936-11eb-ba89-e7f98c8c358b-FINAL— Report-on-T.ong-Covid-Impact-Survey—June-8-2021 pdf

157- Meloche-Holubowski, M. (n.d.). *O que é que sabemos sobre a síndrome pós-Covid-19? Coronavirus* Radio-Canada.ca

158- *covid long uma doença por vezes incapacitante.* (2022). valwin.fr: https://valwin.fr/blog/20220216-le-covid-long-une-maladie-parfois disabling/?pharmacyId=undefined)

159- Li X., X. S. (2020). *Fatores de risco para gravidade e mortalidade em pacientes adultos internados com* Covid-19 *em Wuhan. Alergia Clin Immunol.*

160- SULLIVAN, B. (2021, 14 de junho). A Covid-19 pode causar diabetes? National Geographic

161-*Nanki* Hura BS, D. X. (2020, 22 de junho). https://doi.org/10.1002/alr.22624 162- al., D. S. (2021, novombre). *Actualites sur les aspects cliniques du COVID long -Perfil clínico, virológico e de imagem em pacientes com formas persistentes ou ressurgentes de COVID-19: um estudo transversal. J Infection-universite de paris.*

163-Cristina Menni, P. *. (2022, 07 de abril). DOI:https: //doi.org/10.1016/S0140-6736(22)00327-0.

164-Philippe Ornell, S. C. (2020). scielo - o impacto da pandemia de Covid-19 na saúde mental dos profissionais de saúde 2020: https://doi.org/10.1590/0102- 311X00063520

165-David Montani, a. L.-M.-L.-F. (2023, 25 de abril). *síndrome pós-cobiça.* Recuperado de PubMedCentral: https://www.nvbi.nlm.nih.gov/pmc/articles/PMC10126882/

166-*Maude* Dionne, E. D. (2021, 23 de julho). *institut national de sante publique du quebec .* inspq.qc.ca:
https://www.google.com/url?sa=t&source=web&rct=j&url=https://www.inspq.qc.ca/si tes/ default/files/publications/3149-pandemie-impact-life- personal.pdf&ved=2ahUKEwihmrrnkoz AhXsy7sIHW78BO8QFnoECAgQAQ&u sg= AOvVaw0dAkd4OgmfY8ImQr9tWroL

167-Salmon-Ceron, D. e. (2021). *Perfil clínico, virológico e de imagem em pacientes com*

formas prolongadas de Covid-19: Um estudo transversal. J Infect, 2021.
168- Tremblay, D.-G. e. (2020). *Perspetivas para o futuro do trabalho: Teletrabalho, coworking e outros terceiros lugares. In A. Gillet, ed.* Travailler dans les services publics : la nouvelle donne. Paris: Presses de l'EHESP. p. 139-146.
169- alberio, M. *Covid-19, os efeitos sobre o trabalho e o emprego.*
https://joumals.openedition.org/interventionseconomiques/14725)

Apêndices

Formulário de inquérito

Investigação do impacto da infeção pelo Coronavírus 1 na população argelina

Sequelas orgânicas e psicossociais.

Parte I: Dados relativos aos sujeitos.

Partie I : Données relatives aux sujets.

-Sexe : ☐ Masculin ☐ Féminin

-Age : ☐ < 18 ☐ [18-30[☐ [30-50[☐ Plus de 50 ans

-Wilaya :..............

-Niveau d'étude : ☐ Non scolarisé(e) ☐ Primaire ☐ Moyen ☐ Secondaire ☐ Universitaire

☐ ☐

-Situation sociale : Marié Célibataire

-Quelle est votre catégorie socioprofessionnelle ?

☐ Étudiant(e) ☐ Fonctionnaire ☐ Sans emploi ☐ Commerçant(e) ☐ Retraité

-Souffrez-vous d'une maladie chronique ? ☐ Oui ☐ Non

Si oui ; la(les)quelle(s) ?

☐ Diabète ☐

☐ Maladie cardiovasculaire (insuffisance ☐

cardiaque, HTA....) ☐

☐ Insuffisance rénale ☐

☐ Insuffisance hépatique

☐ Maladie respiratoire (asthme...)

Partie II : Infection au Sars-CoV-2.

-Avez-vous déjà attrapé la Covid ?　☐ Oui　　☐ Non

☐　　　　☐

Thyroïdites
Polyarthrite rhumatoïde
Maladie cœliaque
Cancer
Autre :......

Si oui, combien de fois ?　　Une seule fois　　　Deux fois　　　Plus de deux fois
　　　　　　　　　　　　　　　　　　　　　　　　　　　　　☐

-Quel(s) symptôme(s) ou signe(s) de la maladie avez-vous eu ?

☐ De la fièvre.　　　　　　　　　☐ Le nez qui coule.
☐ Des maux de tête.　　　　　　　☐ Des difficultés respiratoires (difficultés
☐ Des courbatures.　　　　　　　　　importantes à respirer, essoufflements...)
☐ De la toux.　　　　　　　　　　☐ Une perte de l'odorat ou du goût.
☐ Des diarrhées.　　　　　　　　　☐ De la fatigue.
☐ Des douleurs au ventre.　　　　　☐ Asphyxie
☐ Des maux de gorge.　　　　　　　-Autre :........

-Combien de temps ont duré vos symptômes ?

☐　　　　☐　　　　☐　　　　☐

☐ 1-5jrs　　6-10jrs　　11-15 jrs　　16-20 jrs　　Plus que 20jrs　　Je ne sais pas
　　　　　　　　　　　　　　　　　　　　　　　　　　　　　　　　☐

-Y a-t-il, dans votre entourage ou votre famille, des personnes qui ont eu le Coronavirus ou des signes de maladie laissant à penser que c'était le Coronavirus (Covid-19) ?　☐ Oui　　☐ Non

-Vous a-t-on fait un test pour savoir si c'était le Coronavirus (Covid-19) ?　☐ Oui　　☐ Non

Si oui ; lequel ?　　☐ Test PCR　　　☐ Test sérologique　　　☐ Test antigénique

-Avez-vous consulté un médecin ou été hospitalisé suite à ces symptômes de la maladie ?

☐ Oui, j'ai consulté un médecin　　　☐ Oui, j'ai été hospitalisé(e)　　　☐ Non

-veuillez sélectionner le type de traitement médicamenteux que vous avez pris ?

☐ Aucun
☐ Hydroxychloroquine, Chloroquine
☐ Antibiotiques (azithromycine,
　　amoxicilline...)
☐ Antiviraux (remdesivir,

lopinavir+nirmatrelvir) Corticoïdes
(hydrocortisone, dexaméthasone, prednisone..)

Autre: ....

-Avez-vous utilisé des plantes médicinales lors du traitement ?　☐ Oui　　Non

Si oui la (les) quelle (s) ?

☐ L'armoise blanche　　　☐ L'eucalyptus　　　　☐ Le gingembre
☐ Le thym　　　　　　　☐ Le laurier noble　　　☐ Le clou de girofle القرنفل
☐ La menthe　　　　　　☐ La Nigelle cultivée　　Autre : ....
☐ La verveine　　　　　　☐ Le Romarin
　　　　　　　　　　　　　　☐

-Avez-vous reçu le vaccin contre la Covid-19 ?　　Oui　　☐ Non

Si oui, quel type de vaccin avez-vous reçu ?

☐ Vaxzevria (Astrazeneca)　　　　☐ Spikevax (Moderna)
☐ Sputnik V (Gamelya)　　　　　　☐ Comernaty (Pfizer-bioNtech)
☐ Coronavac (Sinovac)　　　　　　☐ Je ne sais pas

Vitamine et suppléments minéraux(vitamine C, D, zinc...) ☐

Part III : les séquelles organiques et psycho-sociales de Sars-CoV-2

1. Séquelles organiques :

-Après la première semaine vos symptômes ont-ils ? ☐ Régressés ☐ Aggravés

-Après combien de jours avez-vous été guéri complètement ?

☐ 1-5jrs ☐ 6-10jrs ☐ 11-15jrs ☐ 16-20jrs ☐ 21-25jrs ☐ 26-30jrs ☐ Plus que 30jrs

-Avez-vous encore aujourd'hui ces symptômes ou signes de la maladie ? ☐ Oui ☐ Non

-si oui le(s)quel(s) :

Type de symptômes :		Oui	Non
Symptômes généraux	Fatigue		
	Obésité		
	Perte de poids		
Symptômes neurologiques	Epilepsie		
	Troubles de sommeil		
	Céphalées		
	Vertiges		
	Troubles de mémoire		
Symptômes respiratoires	Dyspnée		
	BPCO		
	Asthme		
	Hyperactivité bronchique		
Symptômes cardiovasculaires	HTA		
	Insuffisance cardiaque		
	Arythmie		
Symptômes digestifs	Gastrite ou œsophagite		
	Diarrhée		
	Constipation		
	Douleurs abdominales		
Symptômes musculo-tendineux et articulaires	Myalgie		
	Douleurs articulaires		
Symptômes oculaires	Diminution de l'acuité visuelle		
	Douleur oculaire		
	Fatigue visuelle		
Symptômes endocriniens	Diabète		
	Thyroïdite		
Autre :	Coagulopathie		
	Insuffisance rénale		

1. Séquelles psychiques

-Avant la Covid, avez-vous souffert d'un (des) trouble (s) psychique (s) ? ☑ Oui ☐ Non
-Pendant la Covid, avez-vous souffert d'un (des) trouble (s) psychiatrique (s) ? ☐ Oui ☐ Non
Si oui, le(s)quel(s) :

☐ Anxiété	☐ Dépression
☐ Irritabilité	☐ Phobie
☐ Manque de concentration	☐ Trouble obsessionnelle compulsif
☐ Nervosité	☐ Schizophrénie
☐ Trouble de panique	Autre :…………..

-Pendant la Covid, avez-vous pris des médicaments pour traiter des problèmes neurologiques (hypnotiques, tranquillisants, ou des antidépresseurs) ? ☐ Oui ☐ Non
-Avez-vous aujourd'hui des symptômes psychiques suite au période d'épidémie Covid19 ?
☐ Oui ☐ Non
Si oui le(s)quel(s) :

☐ Anxiété	☐ Trouble de panique
☐ Irritabilité	☐ Phobie
☐ Manque de concentration	☐ Trouble obsessionnelle compulsif
☐ Nervosité	Autre :…………..
☐ Dépression	

2. Séquelles sociales

-Avez-vous arrêté vos activités quotidiennes à cause de Covid ? ☐ Oui ☐ Non
-Avez-vous arrêté le travail à cause de Covid 19 ? ☐ Temporairement ☐ Définitivement ☐ Non
Si définitivement, avez-vous trouvé un autre travail ? ☐ Oui ☐ Non
Si oui, dans quel domaine : ☐ Télétravail (freelance) ☐ Étatique ☐ Privé
-Avez-vous arrêté votre éducation à cause de Covid 19 ? ☐ Oui ☐ Non
-

☐ Ça va
☐ Vous y arrivez difficilement
☐ Vous ne pouvez pas y arriver sans faire de dettes.

-Quel est l'impact de Covid sur votre situation familiale : ☐ Sans impact ☐ Mariage ☐ Divorce
-Si vous étiez mariés avant la Covid, avez-vous eu des enfants ? ☐ ☐

Fiche d'enquete (version anglaise)

Part I: Subject data

-Sex:　　☐Male　　☐Female
-Age:　　☐<18　　☐[18-30[　　☐[30-50]　　☐>50
-The state: ....
-Level of study:
☐out of school ☐primary school　☐middle school ☐secondary school ☐university
-Social status:　　☐married　　☐single
-What is your socio-professional category:　☐student ☐employed　☐jobless ☐retired
-Do you suffer from a chronic disease?　☐Yes　　☐No
-if yes, which one(s)?

☐Diabetes
☐Cardiovascular disease (heart failure, hypertension…)
☐Renal insufficiency
☐Hepatic insufficiency
☐Respiratory disease (asthma…)

☐Thyroiditis
☐Rheumatoid arthritis
☐Celiac disease
☐Cancer
Other: …

Part II: Sras-CoV-2 infection

-Have you ever infected with Covid?　☐Yes　　☐no
If yes, how many times?　☐Once　　☐twice　　☐more than twice
-What symptom(s) or sign(s) of the disease did you have?

☐Fever
☐Headaches
☐Aches and pain
☐Coughing
☐Diarrhoea
☐Belly pain
☐Sore throat

☐Runny nose
☐Breathing difficulties (shortness of breath…..)
☐Loss of smell or taste
☐Fatigue
☐Asphyxia
Other: ….

-How long did your symptoms last?　……… days　☐I don't know
-Has any of your family felt symptoms of corona or did he get sick of it?　☐Yes ☐No
-Have you taken a corona test to make sure you are sick?　☐Yes　☐No
If yes, which one?　☐PCR test　☐Serological test　☐Antigenic test

-Have you consulted a doctor or been hospitalized because of symptoms of coronavirus?
☐Yes, I saw a doctor　　☐Yes, I was hospitalized　　☐No
-Please select the type of medication you have been taken?
☐None
☐Hydroxychloroquine, chloroquine
☐Antibiotics (azithromycin, amoxicillin…)
☐Antiviral (remdesivir, lopinavir+nirmatrelvir…)
☐Corticosteroids (prednisone, hydrocortisone, dexamethasone…)
☐Analgesics (paracetamol…)
-Did you use medicinal herbs during the treatment?
If so, which one(s)?

Antihistamines (loratadine, dexchloropheniramine…)
Anticoagulants (enoxaparin…)
Antitussives (pholcodine, dextromethorphan…)
Throat spray (Hexaspray®, Humex®…)

☐Vitamin and mineral supplements (vitamin C, vitamin D, Zinc…)
☐Other: ….
☐Yes　☐No
☐

☐White wormwood
☐Thyme
☐Mentha
☐Vervain

Eucalyptus ☐
Laurus nobilis
Nigella sativa
Rosemary

Ginger
Clove
Other: …

-Have you received the Covid vaccine?   ☐Yes   ☐No
-if yes, which one?
    ☐ Vaxzevria (Astrazeneca)   ☐ Spikevax (Moderna)
    ☐ Sputnik V (Gamelya)   ☐ Comernaty (Pfizer-bioNtech)
    ☐ Coronavac (Sinovac)   ☐ I don't know

Part III: the organic and psychosocial sequalae of Sras-CoV-2

1. Organic sequalae:

-After the first week, did your symptoms?   ☐ Regressed   ☐ Aggravated
-After how many days did you recover?
☐1-5   ☐6-10   ☐11-15   ☐16-20   ☐21-25   ☐26-30   ☐More than 30days
-Do you still feel these symptoms?   ☐Yes   ☐No
If yes, which one(s)?

Type of symptoms:		Yes	No
General symptoms	Tiredness		
	Obesity		
	Weight loss		
Neurological symptoms	Epilepsy		
	Sleep disorder		
	Headaches		
	Dizziness		
	Memory disorder		
Pulmonary symptoms	Dyspnoea		
	CPOD		
	Asthma		
	Bronchial hyperactivity		
Cardiovascular symptoms	Hypertension (HBP)		
	Heart failure		
	Arrythmia		
Digestive symptoms	Gastritis or oesophagitis		
	Diarrhoea		
	Constipation		
	Abdominal pain		
Musculo-tendinous and articular Symptoms	Myalgia		
	Joint pain		
Ocular symptoms	Decreased visual acuity		
	Eye pain		
	Visual fatigue		
Endocrine symptoms	Diabetes		
	Thyroiditis		
Other	Coagulopathy		
	Renal insufficiency		

2. Psychic sequelae:

-Before Covid, have you suffered from any psychiatric disorder?　☐Yes　☐No
-During Covid, have you suffered from any psychiatric disorder?　☐Yes　☐No
If yes, which one(s)?

☐Anxiety	☐Panic disorder
☐Phobia	☐Depression
☐Irritability	☐Obsessive-compulsive disorder
☐Lack of concentration	☐Schizophrenia
☐Nervousness	Other: …

-During Covid, have you taken any medications to treat neurological problems (hypnotics, tranquilizers or antidepressants)?　☐Yes　☐No
-Do you have today any psychological symptoms as a result of Covid-19 epidemic?　☐Yes ☐No
If yes, which one(s)?

☐Anxiety	☐Depression
☐Phobia	☐Obsessive-compulsive disorder
☐Irritability	☐Schizophrenia
☐Lack of concentration	Other: …
☐Nervousness	
☐Panic disorder	

3. Social sequalae:

-Have you stopped your daily activities because of Covid-19? ☐ Yes　☐ No
-Have you stopped working because of Covid-19? ☐No　Temporarily　☐Definitely
If definitely, have you found another job? ☐Yes　☐No
If yes, in which field?　Teleworking (freelance) ☐Yes　Public　☐Private

-Did you stop your education because of Covid-19?　☐No
-During Covid-19, financially:
☐You were comfortable　☐　you could hard do it

What is the impact of Covid-19 on your familial status?
If you get married before Covid, did you have children

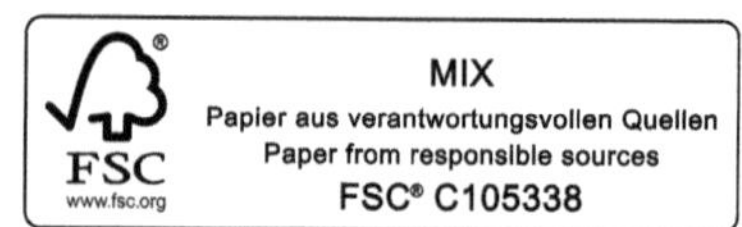

Printed by Books on Demand GmbH, Norderstedt / Germany